말기 암 진단 10년,
건강하게 잘 살고 있습니다

말기암 진단 10년, 건강하게 잘 살고 있습니다

주마니아 지음

주마니아의
암 자연치유

 에디터
editor

지혜로 암을 치유한 사람의 이야기

'지식'과 '지혜'는 다르다. '치료'와 '치유'도 다르다.

많은 사람들이 '지식'을 동원해 '치료'를 시도하지만 암 환자에게 필요한 것은 '치료'가 아니라 '치유'다. 그리고 그 '치유'를 가능케 하는 것은 '지식'이 아니라 '지혜'다.

병원에서 '치료'받을 수는 있지만 '치유'받을 수는 없다. 적어도 현대 의료 시스템 속에서는 그렇다. 내가 하는 말이 아니라 병원에서 의사들이 하는 말이다.

병원은 의학적 '지식'이 있는 곳이지 '지혜'가 있는 곳이 아니기 때문이다. 그런데 '치유'가 필요한 암 환자들이 병원을 찾아 '치료'를 받는 것에만 그치는 경우가 허다하다.

암이라고 하는 병의 실체는 혹 덩어리가 아니다. 만약에 혹을 암이라고 규정한다면 치료를 하면 그만이다. 혹을 떼어내든 지져버리든 독살을 하든 혹을 없애버리는 것이 치료에 해당한다. 그리고 현대 의학은 실제로 그렇게 접근하고 있다.

하지만 문제는 그 혹은 암의 실체가 아니라는 사실이다. 그러니 치료를 해도 재발하고 전이된다는 것을 환자도 알고 의사도 알고 있다.

암은 전인적인 병이다. 정신이 망가져서 온몸이 고장 난 병이다. 혹은 증상 중 하나에 불과하다. 그야말로 '치료'가 아닌 '치유'가 필요한 병이 바로 암인 것이다.

이 책은 '지혜'로워서 암을 '치유'할 수 있었던 사람의 이야기다

나는 자연요법으로 암을 치유한 환자들의 경험담을 그다지 좋아하지 않는다. 아니, 경계하는 편이다. 현대 의학적 트레이닝을 받은 의사들이라면 누구나 그러할 것이다. 경험담은 말 그대로 그저 개인의 경험에 불과하기 때문이다.

현대 의학이 포기한 말기 암 환자가 스스로 치유한 후, 그 경험을 엮어 출판한 책들은 셀 수도 없이 많다. 그런 책들의 특징이라면 현대 의학에 대한 불신을 드러내면서 본인이 효과를 본 (혹은 보았다고 믿는?) 특정 식이요법이나 민간요법을 소개하는 것이 전형적인 클리셰다. 그런 주장들이 때로는 극단적이고 무지성적이라 실망하게 되는 경우도 많다.

그런데 저자의 경우는 달랐다. 저자는 치료와 치유를 구분할 줄 아는 사람이다. 혹과 암이 다르다는 것도 구분할 줄 안다. 민간요법과 자연치유를 구분할 줄 안다.

자연치유가 현대 의학을 배제하는 것이 아니라는 것을 명확하게 설명한다. 현대 의학을 배제하고 산속에서 약초 캐 먹고 나은 환자가 아니기 때문이다.

통합적이고 전인적인 질병인 암을 둘러싼 수많은 이분법적인 접근을 깨뜨려준다. 그러면서도 현대 의학은 모르는(?) 암이라는 병의 실체에 대해 친절하게 설명해준다.

비범한 사람에겐 배울 것이 있다

그의 지혜를 통해 배움을 얻을 수도 있지만, 그저 머릿속에 자리한 정보가 아니라 삶의 경험을 통해 배울 수 있다면 더욱 강력하다.

저자는 실로 지혜롭다. 그리고 용감하다.

흔히 암과의 싸움이라고 표현하지만 진정 암과 싸우는 환자는 많지 않다. 병원에 입원해 각종 검사를 받고 병원에서 제안하는 치료를 받아들인다. 그게 전부다.

암과 싸우는 것은 의료진이지 정작 환자들은 암과 싸우지 않는다. 싸우기는커녕 적이 누구인지, 적의 실체가 무엇인지, 원인은 뭐고 약점은 뭔지 알아보려는 노력조차 기울이지 않는데 무슨 싸움을 논한단 말인가? 어불성설이다.

그런데 이 책의 저자는 처음부터 끝까지 모든 싸움을 직접 수행했다. 그것도 홀로.

중요한 것은 감으로 싸우지 않았다는 것이다. 이미 넘쳐나는 세상의 정보들을 갖고 정보전을 펼쳤다. 사실 정보들은 이미 넘쳐난다. 게을러서 또는 치우친 고정 관념으로 인해 정보를 접하려는 의지가 없는 것이고, 치우친 정보만 받아들여서 문제지 정보가 없어서 안타까운 시대는 아니다.

정보화 시대에 무지는 선택일 뿐인데 저자의 선택은 남달랐다. 최신 과학이 제공하는 정보들에서부터 현대 의학이 (무시하는 바람에) 놓치고 있는 자연치유의 정보까지 모두 찾아 섭렵했다.

그렇게 정보들을 파헤치고 다니면서 더 많은 스트레스를 받지는 않았을까? 그렇지 않다. 배움에는 쾌락이 있기 때문이다. 암이라는 질병의 원인이 마음과 심리 상태에서 비롯된다는 것까지 깨닫고 마음 수행도 했다.

암 환자가 된 후, 주변에서 들려오는 이런저런 조언들을 듣다 보면 머리로는 받아들이면서 마음의 갈피를 못 잡는 경우가 많다. 마음이 갈대와 같이 흔들리는 이유는 간단하다. 정보가 없어서가 아니라 이해와 확신이 없기 때문이다. 주위들은 말들은 힘을 발휘하지 못한다. 내가 스스로 배워서 터득한 것만이 힘을 발한다.

저자는 암 환자가 된 것을 새로운 삶의 기회로 삼았다. 두려움

속에서 저주하거나 망연자실하여 죽을 운명으로 받아들인 것이
아니라 배움에 있어서나 지식에 있어서 새롭게 깨어나는 기회로
삼았다.

이 책을 읽다 보면 올바른 정보와 올바른 정신을 향한 저자의
갈망과 노력이 돋보인다. 저자의 경험과 지식 모두를 한곳에 담은
책이다.

수술? 방사선? 항암 치료? 민간요법? 식이요법?

어떤 치료를 해야 암을 고치고 생존할 수 있는지를 알려주는 책
이 아니라 어떤 사람이 암을 이겨낼 수 있는지를 알려주는 책이다.

암 진단을 받고 뭐라도 할 각오가 되어 있다면, 병원 검사만 쫓
아다니며 의사와 상담만 할 것이 아니라 그전에 이 책을 집어 들
고 읽어보실 것을 권한다.

조한경 (《환자 혁명》 저자)

암 치유의 해법은 분명히 있다!

인생을 살아가다 보면 수많은 문제들과 부딪치고 이를 극복하는 과정에서 숱한 난관을 만나 좌절도 겪게 됩니다. 학창 시절 시험을 망치면 세상이 무너지고 인생이 끝난 것처럼 느낄 때도 있었고, 대학에 떨어졌을 때는 이 세상에서 낙오자가 된 것 같은 절망감을 느끼기도 했습니다. 또 취업 시험에서 떨어졌을 땐 이 세상에 내가 있을 자리는 없다는 좌절감에 빠졌고, 믿는 사람에게 배신당하거나 혹은 나를 이용하려고만 하는 사람들에게 상처를 받으면 이 세상이 약육강식의 원리만 존재하는 아프리카의 초원 지대 같다는 생각에 세상을 부정적으로 바라보기도 했습니다.

인생에서 난관을 만날 때마다 당시에는 다시는 일어설 수 없을 것 같았지만 시간이 조금 흐르면 어디서 충전되는지 모를 에너지를 얻어 언제 그랬냐는 듯 툭툭 털고 다시 새롭게 시작하면서 일상을 살아갑니다. 제 인생도 다를 바 없었습니다.

그런 일상을 살아가던 중에 지금까지의 난관과는 비교조차 허용하지 않는, 인간의 힘으로는 도저히 어쩔 도리 없는 문제를 만나게 되었습니다. 2011년에 제 몸이 이전과 다름을 느꼈고, 그해 12월 어느 날 등과 허리를 중심으로 가공할 통증이 시작되었습니다. 3개월을 정형외과와 한의원을 전전하다 걸을 수 없는 상태가 되어서야 저의 힘으로는, 아니 최첨단 현대 의학으로도 감당 안 되는 암이라는 문제를 정면으로 마주했음을 알게 되었습니다. 목(경추)부터 꼬리뼈, 양쪽 갈비, 폐, 가슴, 양쪽 골반, 무릎, 발목까지 온몸에 전이된 시한부 말기 신장암 진단!

어떤 선택지가 있는 문제라면 피하기라도 하거나, 저의 노력으로 해결할 수 있는 문제라면 조금 버겁더라도 최선을 다해보겠다는 생각으로 도전할 텐데 암이라는 문제는 이런 생각 자체를 무력화시키는, 이제껏 살아오면서 겪었던 문제들과는 차원이 다른 문제였습니다.

아침에 어렴풋이 잠을 깰 때마다 '이 모든 게 꿈은 아닐까~', '꿈일 거야~' 하는 바람을 갖는 그 순간 극심한 통증이 이를 여지없이 깨버리며 바로 현실임을 각인시켰습니다. 저라는 존재가 이 세상에서 곧 사라지고 없어진다는 것이 두렵고 무서웠습니다. 사실 그보다는 죽음으로 가는 과정의 고통, 지금도 참기 힘든 이 고통이 죽음으로 다가가면서 계속 극단으로 증폭되고 커져갈 터인데 이것이 너무 무서웠습니다. 그래서 잠시라도 두려움에서 벗어나고 싶어 매일매일 볼 수밖에 없었습니다. 치유 이룬 사람들의 이야기들을⋯⋯. 저에겐 그 사람들이 유일한 희망이었습니다.

암 치유기들을 찾아 읽으면 그나마 마음이 조금은 편안해졌습니다. 처음엔 그 사람들이 부러웠지만 같은 내용을 수십 번 수백 번 반복해 읽으면서 나도 그들처럼 나을 수 있을 것이라는 희망이 생기기 시작했고, 방법들은 제각각 달랐지만 그 사람들의 공통점과 핵심이 보이기 시작했습니다.

저는 지옥을 경험했습니다. 암은 죽는 병이고 죽을병이라 확신하고 절망에 빠진 채 천장만 바라보면서 온갖 통증으로 고통받는 몸을 느끼며 죽을 생각만 할 때는 정말 지옥이었습니다. 그런데 치유기를 보면서 희망을 갖게 되자 에너지가 생기고 공부든 실천이든 할 수 있게 되었습니다. 숨 쉬기도 힘든 현실에서 한 줄기 빛이 보이기 시작했습니다. 현실 속의 제 몸은 여전히 지옥같이 고통스러웠지만 희망을 보았기에 암 환자로 겪는 지옥에서의 삶이 아닌 치유로 향하는 삶을 가게 되었습니다.

저는 2012년 3월에 여명(餘命) 3~6개월이라는 시한부 암을 진단받았지만 10년이 흐른 지금도 여전히, 아니 오히려 이전보다 더 건강하게 살아가고 있습니다.

제게 남들은 모르는 저만의 어떤 지식, 방법, 요법, 비법, 비방이 있어서 지금 살아 있는 것은 아닙니다. '꿩 잡는 것이 매'라는 속담이 있습니다. 어떤 문제든 원인과 그 원인이 가리키는 의미가 있고 그에 대한 본질적 해결책이 있는데, 저는 두려움에서 벗어나 이를 보려고 노력했습니다. 그 결과, 암(꿩)이라는 문제의 본질을 통해 임시방편이 아닌 이 문제의 본질적인 해결책은 제대로 된 자연치유 노력(매)임을 깨닫게 되었습니다. 저는 이를 알았기에 집중하여 실천할 수 있었고, 실천했기에 암이라는 문제의 본질이 해결되기 시작했습니다. 그 덕분에 암이라는 절망적인 문제에서 벗어나 인생의 다른 문제들처럼 여기며 다시 일상을 살아가고 있는 것이겠죠.

우리는 암이라는 문제의 의미와 본질을 몰라서 이 문제의 본질적 해결책을 볼 수가 없었던 것입니다. 제가 이런 사람들을 답답하고 한심하게 여긴다 생각하시겠지만 한때 저의 이야기였습니다. 암의 공포에 짓눌려 본능적인 뇌, 생존 본능, 말초 신경, 감각 신경만 남아 어떻게 하면 이 암 덩어리들을 없앨까만 생각했습니다.

공포는 문제의 본질을 보지 못하도록 우리 눈을 가립니다. 암 덩어리를 없애 어떻게든 살아야 한다는 생존 본능만 남아 수술, 항암과 방사선 치료에만 몰두하게 합니다. 생존 본능만 남은 뇌는 의사 선생님이 별 의미 없다는데도 바짓가랑이 부여잡고 어떻게든 치료받게 해달라고 애원하게 만듭니다. 수술, 항암, 방사선이 필요 없고 의미 없다는 얘기가 아닙니다. 이런 치료에는 분명한 한계가 있고, 암이라는 문제의 본질을 해결하는 방책이 아님을 말씀드리는 것입니다.

지금 암으로 진단받아 지옥 같은 현실에서 절망하고 계시는 분이 많을 줄 압니다. 그런데 지옥은 암이라는 죽을병에 걸린 현실 때문이 아니라 암은 곧 죽음이라고 철석같이 믿으며 아무 희망도 갖지 못하는 나의 마음 상태이자 나의 선택 때문입니다. 어떤 희망도 갖지 못하는 지옥 같은 현실에서는 내가 원하는 치유가 불가능합니다. 그래서 선택을 하셔야 합니다. 암의 근본적인 치유책인 자연치유의 선택을 통해 절망에서 벗어나 온전한 치유를 이뤄내야 합니다.

암(암 덩어리)은 결과일 뿐 그 자체로 원인이 아닙니다. 따라서 현대 의학적 치료를 통해 아무리 완벽하게 암을 제거해도 그 원인을 제거하지 않으면 재발하게 됩니다. 게다가 암을 제거하는 과정에서 건강성(우리 몸의 암에 대한 방어 체계)은 더욱 훼손되어 재발할 때는 보통 국소적 재발이 아닌 다발성으로 나타납니다. 또 어찌어찌해서 재발한 암을 없앴다 해도 그 과정에서 건강성은 더욱더 훼손되어 더 빠른 시간에 더 다발성으로 일어납니다. 악순환의 연속. 이것이 일반적인 암 환자들의 패턴입니다.

병원 치료를 하지 말라는 뜻이 아닙니다. 힘든 병원 치료가 의미 있기 위해서는 현대 의학적인 치료를 받으면서 그 원인을 없애는 노력, 즉 자연치유 노력이 병행되어야 함을 말씀드리는 것입니다. 현대 의학적 치료는 이미 생긴 암을 없앨 뿐이고 앞으로 생길 암까지 없애지는 못합니다. 이미 생긴 암은 병원에서 치료해 없앨 수 있지만 앞으로 생길 암은 내가 치유해야 하는 것입니다. 생길 암을 치유하는 것이 자연치유 노력이고 그 과정입니다. 그래야 반복되는 재발과 악순환을 벗어날 수 있습니다.

자연치유는 현대 의학을 거부하고 산속에서 약초 캐 먹고 낫자는 민간요법이 아닙니다. 현대 의학을 이용하고 안 하고는 그 자체로 효과와 부작용을 따져 결정할 일이지 자연치유와는 별개의 문제입니다.

자연치유는 그 자체의 개념과 논리가 있고, 다양한 체계로 구성되어 있습니다. 자연치유는 암에 대한 완벽한 방어 체계가 우리 몸에 존재한다는 것을 기본 전제로 합니다. 그동안 목적 지향적이고 파괴적인 삶이 우리 몸의 건강성을 지속적으로 훼손하여 암에 대한 방어 체계가 무너졌기 때문에 치유 적합적 생각 습관과 생활 습관의 개선을 통해 이를 복원하려는 노력이고, 또한 이것이 모든 암에 대한 근본적인 치유책이 되는 것입니다.

그런데 자연치유 노력이 의미 있기 위한 전제 조건이 있습니다. 암은 죽는 병인데 나는 그 암에 걸렸고 그래서 나는 죽는다는 죽음의 삼단 논법이 고정 관념으로 자리 잡고 있을 때, 이런 심리적 상태에서는 어떤 현실적 노력을 해도 우리 몸의 치유 시스템은 발현하지 못합니다. 왜냐하면 우리 몸이 원래 그렇게 생겨 먹었기 때문입니다. 구조가 그렇습니다. 단순한 방법론만 추구하는 건 민간요법일 뿐 본질적인 자연치유 노력이 아닙니다.

암은 곧 죽음이라는 잘못된 관념을 극복하는 일이야말로 암 치유의 기본이자 기초가 되고 자연치유를 위한 전제 조건이 되기 때문에 제가 강조하고 또 강조하는 것입니다. 자연치유의 본질과도 밀접하게 연관된 문제이기도 합니다.

물론 이렇게 말씀하실 분도 계시겠죠. "네가 뭔데 현대 의학도 정복하지 못한 암을 죽는 병도 죽을병도 아니라고 떠벌리냐" 하고요.

저 역시 암은 죽는 병이라는 생각을 가지고 암 진단을 받은 10년 전까지 40년을 그렇게 알고 살아왔습니다. 병원에서도 해줄 건 임시방편적인 치료밖에 없다고 할 때, 암 환자들을 치유 가능성으로 일렬로 세웠을 때 가장 끝에 속한다는 절박감으로, 나를 살릴 사람은 나밖에 없다는 생각으로 고3 때보다 더 열심히 공부했습니다. 치유기들을 기본으로 수많은 암 치유법들의 방법과 효과들에 대해, 자연치유되는 원리인 자율 신경 균형 회복 이론에 대해, 질병은 운명이 아니라 나의 노력으로 얼마든지 바꿀 수 있다는 후성 유전학을 비롯해 마음의 중요성과 자연치유의 근본 원리를 제공하는 양자의학에서 알려주는 우리 몸의 치유 조건들에 대해……. 그 덕분에 제대로 된 자연치유를 이해할 수 있게 되었고 우리 몸이 얼마나 완벽한지, 그리고 얼마나 강한 회복력을 가졌는지 알게 되었습니다.

이를 통해 암은 죽는 병도 죽을병도 아님을 이해하고 이러한 개념 바탕 위에서 치유 청사진을 세워 저 자신이 치유를 이뤘고 이후 9년째 암 환우분들을 대상으로 자연치유를 강의하면서 수많은 분들의 치유 이룸을 보았습니다. 암은 죽는 병도 죽을병도 아니라는 것은 저에게는 너무나 명백한 명제이자, 자연치유를 이루기 위한 기본 조건임을 저는 알고 있습니다.

저는 이 세상 모든 사람들이 자연치유를 이해하고 받아들일 거라 기대하지도 않거니와 바라지도 않습니다. 다른 사람의 인생 문제에 참견할 생각도 없습니다. 인생의 어떤 문제든 본인에게 그 선택권이 있고 치병(治病)도 마찬가지죠. 저에게는 너무나 명백한 명제인, 암은 죽는 병도 죽을병도 아님을 부정하고 싶은 분이라면, 암은 어떤 난리 블루스를 춰도 집안 거덜 내다 결국 죽는 병이고 이를 너무 확신하기에 매일매일 부고 글 읽어가며 암은 곧 죽음이라고 철석같이 믿으며 죽을병에 걸린 것을 절망하는 지옥 같은 현실 속에서 치병하시면 됩니다. 그것이 최선이라고 생각하신다면…….

다만 자연치유를 몰라서 선택하지 못한다면 안타까운 일이죠. 그래서 저는 강의, 카페와 블로그 등을 통해 암의 근본적인 치유 책인 자연치유라는 선택지가 있음을 알려드리는 것입니다. 가급적 많은 분들이 자연치유를 받아들였으면 좋겠고 그러길 바랍니다. 저의 글이나 강의가 암이라는 문제에서 자연치유라는 바른 선택을 하는 데 조금이라도 도움 되길 바랄 뿐입니다. 왜냐하면 제대로 된 자연치유 노력, 즉 치유 적합적 생각 습관과 생활 습관의 개선만이 암의 원인에 대한 근본적인 치유책임을 알기 때문입니다. 저는 그저 이 절망적인 상황을 제대로 된 자연치유 노력을 통해 자신의 의지로 극복하고자 하는 통찰과 지혜를 가진 분들을 저의 치병 경험과 지식을 통해 돕고 싶을 뿐입니다.

시한부 말기 신장암 진단 10년, 그 과정에서 얻은 경험, 지식, 지혜를 통해 암 환우분들께 전하고 싶은 메시지!

환자 본인이 아직 구체적으로 그 길이, 그 해법이 무엇인지 몰라도 상관없습니다.

"암이라는 문제를 해결할 치유의 길과 해법은 분명히 있다."

이러한 인식과 인지가 치유의 첫 시작입니다.

제 글을 보고 또 저를 만나고 나서 암에 대한 공포감을 떨쳐버리고 점차 건강해져간다는 분을 보면 너무나 보람됩니다. 암에 대한 잘못된 관념을 바꾸는 자연치유를 전하는 일이 저에게는 여러

모로 힘든 일이지만 이를 통해 저 자신도 큰 기쁨과 함께 치유됨을 느낍니다.

암으로 고통받고 있는 분들, 또 암으로 진단받게 될 분들, 암은 아니지만 세포 변질이 원인이 되는 수많은 현대병으로 고통받는 분들, 그리고 건강하지만 그 건강성을 유지하고 더 건강해지려는 모든 분들께서 근본적인 건강성 회복을 추구하는 자연치유에 공감하고 동참해주시길 바라는 맘 간절합니다.

이 책이 한 명의 암 환우분이라도 바른 선택을 하는 데 도움이 되어 근본적인 치유의 길로 이끈다면 너무나 기쁜 일입니다.

2022년 11월
주마니아

차례

제2장 • 암은 죽을병도 죽는 병도 아니다

제3장 • 우리 몸의 치유 조건들

제4장 • 암 치유 청사진

제1장

시한부 말기 신장암 자연치유기

어느 날, 나는 암 환자가 되었다

2011년 봄 무렵 이따금 깊은 숨을 쉴 때면 가슴 깊은 곳에서 묵직한 통증이 느껴졌습니다. 통증은 이후에도 가끔 찾아왔지만, 잠깐 그러다 사라지곤 해서 그냥 그럴 때가 있나 보다 싶었습니다. 그러다 그해 12월 어느 날 집에서 식사를 하는데, 이상하게 밥이 목구멍으로 넘어가지 않았습니다. 그리고 갑자기 난생처음 겪어보는 답답함이 느껴졌습니다. 왜 이러지! 왜 이러지! 너무 답답해서 샤워를 하면 좀 나을까 싶어 급히 욕실로 들어갔지만, 그대로 주저앉고 말았습니다. 어깨와 등, 허리, 옆구리에서 느껴지는 가공할 통증! 이것이 제가 느낀 암의 강렬한 첫 느낌이었습니다.

다음 날 회사 근처 정형외과를 찾았습니다. 의사는 엑스레이 사진을 보더니 특별한 문제는 없고 근막염 같다면서 물리 치료를 권했는데, 너무 아파 치료받는 것 자체가 아주 고역이었습니다. 그래도 곧 좋아지겠지 싶어 열심히 치료를 받으러 다녔습니다. 하지만 좋아질 기미는 조금도 안 보였습니다. 아니, 오히려 시간이 지날수록 심해졌습니다. 두 달이 지났는데도 더욱 심해질 뿐이었습니다.

전혀 나아지지 않은 상태에서 몸을 뒤척일 때마다 찾아오는 극심한 통증에 잠을 이룰 수 없을 지경이었고, 아침이면 일어날 수조차 없는 상태가 되었습니다. 몸을 일으켜 세우려면 나름의 요령이 필요했습니다. 조심스레 몸을 돌려 침대에 엎드린 다음, 침대 밑으로 다리를 늘어뜨린 후 팔로 상체를 들어 올려야 겨우 일어날 수 있었습니다. 출근길에 운전할 때 울퉁불퉁한 도로나 과속 방지턱을 지나는 건 정말 고역이었습니다. 흔들리는 차체를 따라 몸 안의 통증도 함께 요동을 쳤습니다.

이번엔 한의원을 찾았고 한의원에서는 신경통이라면서 침과 한약을 처방해주었습니다. 그렇게 한 달이 또 지나고 어느 날, 횡단보도 앞에 서 있던 저는 파란불이 들어와도 움직이지 못하고 그대로 서 있어야 했습니다. 깜박이는 파란불이 끝나기 전에 건널 자신이 없었던 것입니다. 믿기지 않는 일이지만, 정말이지 제 힘으로 도로 저편까지 갈 자신이 없었습니다.

그리고 가만히 있는데도 숨은 왜 이렇게 차는지 이미 이때부터는 숨을 쉴 때도 통증이 느껴지고 잔기침조차 할 수 없었습니다. 그때서야 단순한 문제가 아니라는 생각이 들어 근처 큰 병원을 찾았습니다.

2012년 3월 중순, 집 근처 대형 병원 정형외과에 예약을 잡았습니다. 의사는 우선 뼈 스캔 검사부터 해보자고 했습니다. 그리고 결과를 보던 의사가 눈이 휘둥그레지며 외쳤습니다.

"이게 뭐야? 이게 뭐야!"

사진상으로만 보면 딱 말기 암 환자 사진이라는 것이었습니다. 게다가 이렇게 심한 경우는 처음 본다면서 의사는 당장 MRI를 찍자고 했습니다. 일말의 불안감이 몰려왔지만, 저는 암일 거라곤 전혀 생각하지 않고 뼈결핵일 거라 짐작했습니다. 대학 시절에 결핵을 앓았던 적이 있기 때문입니다. 아마도 그게 다시 문제가 된 것이라 생각했습니다. 그리고 그러길 바랐습니다. 좀 더 정확히 확인하려고 MRI 촬영을 한 뒤 결과를 보기 위해 의사 앞에 앉아 물었습니다.

"선생님, 별거 아니죠?"

그렇게 물으며 모니터로 향하던 제 시선에 여러 개의 종양 덩어리가 선명하게 들어왔습니다.

"자, 여기 이렇게 신장엔 큰 종양이 보이고, 그리고 척추뼈 여러 군데에……."

MRI 촬영을 복부만 했기 때문에 확인할 수 있는 건 그 정도였습니다. 하지만 의사는 뼈 스캔한 사진상으론 목뼈에서 꼬리뼈까지 가슴, 오른쪽 어깨, 양쪽 갈비뼈, 양쪽 골반, 무릎, 발목에도 병변이 있다고 말해주었습니다. 그 순간 저는 이게 사형 선고라는 것을 직감했습니다. 그리고 남은 시간이 그리 길지 않다는 것도요. 저에게 그 정도의 상식은 있었습니다. 전이된 암은 못 고친다는 상식 말입니다. 그리고 지난 3개월 그렇게 아팠던 이유가 근육, 근막의 문제도 신경의 문제도 아닌 암 때문이라는 걸 아는 순간 제 인생의 TV를 누가 딱! 꺼버리는 것 같았습니다.

차를 몰고 집으로 가는 동안 도로가 흐릿하고 삐뚤삐뚤하게 보였습니다. 저도 모르게 눈물이 주르르 흘러내린 것입니다. 그때 큰아이가 일곱 살, 작은아이가 네 살이었습니다. 그 여여쁜 것들을 두고 가야 한다니 너무 가슴이 아팠습니다. 유독 아빠를 좋아하는 아이들인데, 그 아이들이 아빠 없는 삶을 살아야 한다는 게 가장 참을 수 없었습니다. 저는 딸들에게 좋은 부모가 되고 싶었습니다. 아이들의 삶에서 가장 든든한 후원자이자 지지자가 되고 싶었는데…… 이제 그 당연한 꿈이 다 소용없게 되는구나 생각하니 슬프다기보다 전혀 손쓸 수 없는 이런 상황에 처해졌다는 것에 어이가 없었습니다.

아산병원으로 옮겼고 최종 진단 결과, 제게 내려진 병명은 '다발성 전이 신장암'이었습니다. 전이된 암의 수가 최소한 열 군데 이상은 된다고 했습니다. 평소 통증이 느껴지던 부위를 생각해보니 대략 맞는 것 같았습니다. 어쩌면 그 이상일 수도 있지만, 그때 몇 군데인지를 정확히 헤아린다는 건 별 의미 없는 일이었습니다.

"얼마나 남았을까요?"

살면서 이런 질문을 하게 될 줄은 상상도 못 했는데, 제가 그러고 있었습니다.

"……완치는 불가능합니다. 약이 안 들으면 3~6개월, 다행히 약이 든다면 1년 전후?"

의사는 "안타깝게도 뼈에는 이 약이 잘 안 든다"라면서 친절히 설명을 덧붙였습니다.

죽음을 학습하는 사람들

암을, 그것도 시한부 말기 암을 진단받고 일주일간은 그야말로
혼돈의 시간이었습니다. 세상에 덩그러니 남겨질 어린아이들을
생각하면 소리 없이 눈물만 흐르는데 슬프기보다 어찌 손써볼 수
도 없는 이런 상황에까지 내몰렸나 하는 생각에 어이가 없어 나오
는 눈물이었습니다. 드라마에서나 볼 법한 일이 나에게 현실이 되
었다니 현실 감각이 무뎌지고 이 세상과 내가 유리된 듯 느껴졌습
니다. 두려움, 절망, 당황스러움, 누군가에게 향하는지 모를 원망,
슬픔, 아쉬움……. 이제껏 한 번도 느끼기 어려운 감정들로 똘똘
뭉친 시간들이 무심히 지나갔습니다.

하지만 제가 죽음을 피할 수 없는 말기 암 환자라는 사실을 받
아들이기 어려웠습니다. 아침에 눈을 뜰 때마다 악몽을 꾼 듯 온
몸에 힘이 빠졌습니다. 아니, 사실은 악몽이기를 간절히 바라고
있었다는 게 맞는 표현일 듯싶습니다. 제발 이 모든 게 그저 나쁜
꿈이기를……. 그러나 주변을 둘러볼 틈도 없이 온몸을 옥죄어오

는 통증에 절망했습니다. 꿈이 아님을 깨닫고, 뼈 전이암 통증 앞에서 저는 무력할 수밖에 없었습니다.

그렇다고 아무것도 안 하고 죽음만 기다리고 있을 수는 없었습니다. 폭풍 검색으로 암 환자들의 인터넷 카페를 찾아봤습니다. 한 포털 사이트에 암 관련 카페가 있어 바로 가입하고 밤새 글을 읽어나갔습니다. 그리고 결과는, '멘붕' 그 자체였습니다.

카페에 들어가보면 뭔가 정보를 공유하고, 희망의 실마리를 찾아낼 것이라 생각했는데, 그곳에 치유의 희망 같은 건 애당초 없었습니다. 그들이 올린 글에 의하면, 저 같은 상황에 놓인 환자들은 희망을 얘기할 어떤 건더기도 없는 부류였습니다. 초기 암이라 해도 다를 건 없었습니다. 재발에 대한 극심한 두려움과 재발하면 희망이 없기는 마찬가지였습니다. 그곳에선 너무나 당연한 일인 듯 묻지도 대답하지도 않고 있었습니다. 거기 모인 사람들이 믿어 의심치 않는, 공유하는 하나의 진실은 '암 환자는 죽는다'는 사실입니다. 모두들 죽음을 전제로 궁금한 내용을 묻고 답을 하고 있었습니다.

그곳에선 암은 곧 죽음이라는 전제 아래 '어떻게 하면 조금이라도 고통을 줄일 것인지'를 말하고, '어떻게 하면 생명을 한두 달이라도 연장할지'를 궁리하고 있었습니다. '이 약을 먹고 나면 다음엔 어떤 약이 있는지', '어떤 증상에 어떤 치료를 받으면 조금이라도 견디기 수월할지'를 서로 묻고 대답하는 식이었습니다. 말 그대로 죽을병 걸린 사람끼리 위로하고 슬퍼하고 한탄하며 함께 죽어가는 과정을 학습할 뿐 근본적인 치유를 이야기하는 사람들은 없었습니다.

항암제의 약발이 얼마나 먹힐지를 따져가며 자기 목숨을 확률에 거는 사람들의 풍경은 실로 슬프고도 우울했습니다. 카페 카테고리 안의 '부고란'엔 함께 암 투병을 하다가 먼저 간 사람들의 부고 글을 보고 그 사람의 히스토리를 거꾸로 따라 올라가며 죽어가는 과정을 학습하고 있었습니다. 죽음으로 가는 과정에서 자신은 어디쯤에 와 있는지를 학습하고 있었습니다.

물론 암 치병과 관련한 정보들도 있기는 했지만 그야말로 지엽적인 것 일색으로 저 같은 초보들이 궁금해하는 것들, 이를테면 암에 대한 원리적 설명이나, 어떻게 하면 치유 가능한지에 대한 안내, 이미 치유된 사람들의 이야기 같은 건 거의 없었습니다. 오히려 누군가 자연치유에 대한 글을 올리면 근거 없는 내용으로 환자들을 혼란스럽게 한다고 득달같이 달려들어 비난하며 물어뜯기 바빴습니다. 그런 글을 읽다 보면 끝 모를 패배감과 나도 저 사람들 무리에 섞여 곧 죽을 것이라는 공포만 다가올 뿐이었습니다. 정보를 얻는 과정에서 나도 모르게 죽음을 학습하게 되고, 이런 죽음을 학습한다는 것이 얼마나 치명적인지 사람들은 전혀 인식하지 못하고 있었습니다.

저는 일반적인 사람들처럼 암은 죽음이라 믿고 무력하게 죽을 준비만 할 수는 없었습니다. 그럴 수가 없었습니다. 사랑하는 가족을 두고 그대로 떠날 수는 없기 때문입니다.

또한 저는 받아들일 수 없었습니다. 죽음을 전제하며 한두 달이라도 생명을 연장하기 위해 치료받는 걸 받아들일 수 없었고 암 치료 과정에서 제 삶의 질을 포기한 채 병상에 누워 천장 보며 공포와 괴로움 속에 이 소중한 시간들을, 저의 소중한 삶을 무의미하게 흘려보내야 한다는 사실을 받아들일 수 없었습니다.

한번 태어난 인생, 저는 오직 다시 건강해져서 하고 싶은 일을 마음껏 하는 그 상태만을 원했고 받아들일 수 있었습니다.

저는 그대로 화면을 닫고 나와버렸습니다. 죽음을 학습하는 그런 카페에 들어가 있을 이유가 없었기 때문입니다.

통증과 공포 속에서 내가 한 일

뼈 전이암 통증은 공포 그 자체였습니다. 특히 밤에는 통증과 공포가 더했습니다.

우연한 기회에 어쩌면 본능적으로, 말기 암을 진단받고 치유를 이룬 사람들의 이야기를 보게 되었는데 암 극복 치유기를 보면 공포가 조금 사라지고 마음이 편해졌습니다. 그래서 그런 치유기들을 보고 또 보았습니다. 밤에는 통증과 공포로 잠을 이룰 수 없었는데 치유 이룬 사람들의 이야기를 다룬 영상을 틀어놓고 잠을 청했습니다. 그 영상의 소리를 듣고 있노라면 마음이 편해져 토막 잠이라도 잘 수 있었기 때문입니다. 그래서 암 극복 치유기들을 찾아 보고 또 보았습니다.

그런 사례들을 찾아 보면서 말기 암 진단을 받았지만 온전히 치유를 이뤄 자기가 원하는 그런 삶을 사는 사람들이 많다는 사실을 알게 되었습니다.

처음 볼 때는 그 사람들이 너무 부러웠습니다. '이 사람들은 어떤 복을 타고났기에 이런 상황에서도 나을 수 있을까?' 참! 부러 웠습니다.

그런데 반복해서 보는 동안 암이 죽는 병이라는 인식에 근본적인 회의감을 갖게 되었습니다.

암종(癌種), 병기(病期), 신체 어느 부위에 전이되었나와 관계없이 치유 이룬 사람들은 존재했고, 그런 사례가 반복해서 재현되고 있다는 사실을 알게 되었습니다. 이를 보면서 저는 의구심이 들었습니다. 우리나라 최고 병원의 최고 의사가 저는 살길이 없다는 진단을 내렸고, 저 역시 암이 죽는 병이라 확신하여 어떤 의심도 하지 않았는데 '왜 이렇게 암종, 병기와 관계없이 반복되는 치유 사례들이 있는 것이지? 정말 암이 죽는 병인가?' 하고 암은 죽는 병이라는, 의심해본 적 없는 명제에 근본적인 회의감을 갖게 된 것입니다.

역설적인 표현이지만 긍정적인 회의감입니다.

수많은 치유기들을 보면서, 어쩌면 나도 이 사람들처럼 온전히 치유될 수 있을 것이라는 희망이 생기기 시작했습니다. 이를 가능케 하는 어떤 공통된 자연치유 메커니즘이 있을 것이라는 생각이 들었고 저는 반드시 치유되어야 했기에, 태어나서 가장 열심히 이 자연치유 사례에 대해 그리고 자연치유 메커니즘에 대해 공부했습니다.

처음 암 진단 당시 나를 살릴 방법이 사실상 없다는 주치의의 말을 듣고, 환자인 제가 할 수 있는 일은 자연치유에 대한 공부밖에 없었습니다.

하지만 그 과정은 순탄치 않았습니다. 인터넷 검색을 하고 책을 읽고 살길을 찾아 헤매면서 대체요법을 시행한다는 병원과 의사들을 찾아 기웃거리기도 했습니다. 자연치유를 접한 이후 뭔가 이 길이 맞는 것 같다는 기대만 있을 뿐, 아직 그 원리에 대한 기초적 지식이 부족한 데다 자신감도 별로 없는 상태이니 뭔가 확신 있게 그 길을 안내해줄 전문가가 필요하다고 느껴서였습니다.

수많은 치유 사례들을 본 터라, 간판에 '자연치유'를 내걸고 있는 병원이라면 그래도 제 상태에 대한 희망적인 얘기와 함께 치유를 위한 구체적 처방도 내줄 수 있지 않을까 생각했습니다. 그때까지만 해도 저는 대체요법이 자연치유 개념을 바탕으로 하는 거라고 생각했는데 그게 얼마나 순진하고 부질없는 기대였는지를 알기까지는 그리 많은 시간이 필요하지 않았습니다.

"걱정 마! 당신 얼마든지 제대로만 자연치유 노력하면 나을 수 있어!"

제가 그토록 듣고 싶었던 건 이 한마디였지만, 저에게 그런 말을 해주는 의사는 단 한 명도 없었습니다. 그들은 제가 처한 상황이 '바람 앞의 등불'이라는 사실만 확인시켜줄 뿐이었습니다. 어떤 노력도 의미 없다는 이야기를 들을 때마다 '넌 어차피 죽은 목숨이야'라고 확인 사살을 당하는 것 같았습니다. 대체요법을 하는 의사들 역시 각종 주사제와 면역 증강제, 이름도 낯선 특수 약제 등등을 포함한 처방전과 수백만 원이 넘는 견적서를 내밀며 이 모든 걸 다 했을 때 1%의 가능성이라도 있을지 모른다고 무기력하게 말할 뿐이었습니다. 그들을 만날 때마다 제가 스스로 공부하며 갖게 된 치유에 대한 자신감과 확신까지 무너져 내렸습니다.

누가 봐도 환자에게 희망을 주는 이야기는 없었습니다. 제게 그렇게까지 말한 건 나중에 결과가 안 좋을 때를 대비한 책임 회피용이었을까요? "내가 말했잖아? 가능성은 1%도 안 된다고……" 하는 식으로 말입니다. 아니면 막다른 길에 내몰린 암 환자의 심리를 이용한 공포 마케팅이었을까요? 물론 저는 1%의 확률에 기댈 마음이 조금도 없었기에 뒤돌아 나왔습니다.

실망감이 컸습니다. 적어도 대체요법은 자연치유 기반에서 이루어지는 거라 믿었기에 의사는 치유 가능한지 어떻게 해야 하는지 불안해하는 저에게 치유에 대한 확신을 줄 거라 여겼습니다. 가능성은 없지만 이거라도 해봐라 하며 수백만 원짜리 견적서부터 내미는 의사를 만난다면 진짜 자연치유의 메커니즘을 알지 못하거나 의사로서 기본적 소양도 없는 이라고 생각하면 될 듯싶습니다.

실제로 제가 찾아갔던 의사들 중엔 이런 사람도 있었습니다(자연치유를 하는 병원입니다).

"선생님, 제가 자연치유를 하는 중인데요, 병원에서 처방해준 항암제를 같이 복용하는 게 좋을까요, 아니면 그냥 끊고 자연치유 노력에 전념하는 게 나을까요?"

돌아온 것은 너무나 성의 없는 대답이었습니다.

"글쎄요, 지금 상황에선 어느 쪽이든 큰 기대는 하지 마세요."

자연치유를 하기로 마음먹었지만 병원에서 해주는 처방을 어떤 식으로 해야 좋을지 판단할 수 없어 뭔가 정확한 기준을 세워주지 않을까 하는 기대로 찾아갔던 것이고, 내심 "항암제 복용하지 말고 자연치유에 매진하시라" 하는 대답을 듣고 싶었던 건데, 그날 의사가 보여준 반응은 제게 실망감을 넘어선 무참한 기억으로 남고 말았습니다. 심지어 어떤 의사는 저에게 "지금 상황에선 어떤 난리 블루스를 춰도 결과는 바뀌지 않으니 용쓰지 말라"라고 말하기도 했습니다.

저는 치유의 길을 구했지만 돌아온 대답은 '기대하지 말라'는 말뿐이니, 갈수록 세상에 홀로 남겨진 고독감만 더해갔습니다. 의사도 포기한 환자의 운명이란 그런 것이었습니다. 그러나 따지고 보면 그렇게 홀로 삶의 길을 찾아 나섰던 절박함이 저를 살게 한 치유의 길로 이끌었으니, 결과적으로는 고마워해야 할지도 모르겠습니다. 어쩌면 그때 거부했던 비싼 대체의학 치료 방법들도 암 치유에 어느 정도의 도움이 될 수는 있습니다. 하지만 이것도 자연치유 노력, 즉 잘못된 생각 습관과 생활 습관의 개선이 바탕이 될 때 의미가 있는 것이지, 그게 아니라면 '언 발에 오줌 누기'도 안 되는 의미 없는 수준이 됩니다. 댐이 터져 몰려오는 물길을 모래주머니(대체 치료) 몇 개로 막을 수는 없는 노릇이니까요.

제가 비타민 C 메가도스와 비타민 C 정맥 주사 요법에 대해 한 달여간 공부한 다음 회사 복직 후 이 치료에 대한 확신을 갖고 병원에 갔을 때도 의사의 태도는 너무나 심드렁했습니다. 환자는 뭔가 열심히 알아본 뒤에 '아, 이거 효과가 있겠구나' 하고 기쁘게 얘기하는데 의사는 별 관심을 안 보이는 것이었습니다. 나중에 그 의사와 좀 더 친해진 뒤에 이런저런 대화를 나누면서 왜 그런 식의 반응이었는지를 알게 됐습니다. 병원에서 수많은 암 환자(3~4기)들을 봐왔지만 저처럼 좋아진 경우가 처음이라는 것이었습니다. 이렇게 '지금까지 된 적이 없는데 앞으로도 될 리가 있겠느냐'는 패배 의식에 싸여 있으니 자연스레 그런 반응이 나올 수밖에 없었을 것입니다. 정작 의사부터 패배주의에 빠져 있었으니, 환자가 어떤 공부를 하고 무슨 가능성을 물어봐도 별다른 의미를 공감하지 못했을 겁니다.

이후 여러 의사들과 말해봤지만 제가 효과를 본 자연치유 원리에 대해 이해하거나 관심을 보인 의사는 찾아보기 힘들었습니다. 오히려 뒤늦게 저를 보고 기적이라며 놀라워하고 어떻게 투병했는지 궁금해할 뿐이었습니다.

암을 극복한 사람들이 실행했던 방법이나 내용은 천차만별이었습니다. 맨 처음에는 그중 누구 것을 따라 해볼까 궁리했지만 도저히 선택할 수가 없었습니다. 저 자신이 설득되거나 이해되지 못했기 때문입니다. 어떤 특정 방법론을 선택한다는 것은 마치 제 목숨을 걸고 러시안룰렛 게임을 하는 느낌이었습니다! 그러나 제 목숨을 확률에 걸 수는 없었습니다. 암종, 병기와 관계없이 치유 사례들이 반복해서 나타난다는 것은 어떤 메커니즘이 있다는 생각을 하게 되었고 그것을 알아야 했습니다. 이를 위해서는 우리 몸부터 알아야 했습니다. 생리학을 기반으로 우리 몸에 대해 공부하면서 많은 치유 사례들과 그 공통점을 알게 되었고 자연치유 메커니즘을 이해할 수 있었습니다.

암 덩어리는 어떤 원인에 의한 결과일 뿐 암 덩어리 그 자체가 원인이 아니라는 사실을. 그래서 생긴 암을 의사가 완벽하게 없애 줄 수 있을지 모르지만 그것이 암 치유를 의미하는 건 아니란 사실도 알게 되었습니다. 원인은 그대로 남아 있기 때문에 얼마 안 가 재발을 피할 수 없게 된다는 사실을. 그 원인은 나만이 없앨 수 있고, 따라서 암은 누가 낮게 해주는 병이 아니라는 사실을 말입니다.

암은 파괴적인 내 삶의 방식에 기인한 세포 변질이 원인인 질병이고, 따라서 암은 그 파괴적인 삶을 바꾸라는 마지막 경고, 이것이 암의 의미라는 사실도 알게 되었습니다. 암은 치유 적합적 삶의 방식으로 바꾸라는 마지막 경고이고, 이를 무시한 채 의사에게 내 몸을 맡긴다고 나을 리 없다는 사실도 알게 되었습니다. 암은 무엇보다 자신이 치유의 주체가 되어야 한다는 인식을 갖는 것이 암 치유로 가는 첫걸음이라는 사실도 알게 되었습니다.

의미 없는 수술, 최소한의 항암, 거부한 방사선

암 진단 후 얼마 지나지 않아 의사는 수술을 권했습니다. 저는 이해할 수가 없었습니다. 수술? 어디를? 저의 온몸에 퍼진 암세포들을 뼈 사이사이까지 파내보자는 이야기인가? 그게 가능해? 그래서 물었습니다. 어디를 수술하나요? 주치의는 원발(原發)인 오른쪽 신장을 제거하는 수술이라고 말했습니다. 그래서 제가 다시 물었습니다. 어차피 온몸에 암이 퍼져 있는데 원발인 오른쪽 신장을 제거하는 게 무슨 의미가 있나요? 주치의는 전이된 신장암의 경우 원발 부위 신장을 제거했을 때 한 달 더 살 확률이 40% 늘어난다는 설명이었습니다. 저는 제 귀를 의심할 수밖에 없었습니다. '한 달! 그것도 확실한 게 아니라 40%! 수술하고 회복하는 시간이 더 걸리겠다. 고통 속에서 한 달 더 생명을 늘리는 것이 무슨 소용인가?'

저에게 한 달은 의미 없다 생각되었지만 주치의에게 말기 암 환자의 한 달 생명 연장은 현대 의학의 성과이자 업적, 보람으로 여기는 것처럼 느껴졌습니다.

수술은 20일 후에 하기로 일정이 잡혔습니다. 그러나 제겐 의미 없는 이 수술을 받기 싫었습니다. 제가 원하는 것은 온전한 치유이지 한 달 더 살 확률 40%가 아니었기 때문입니다. 하지만 저는 수술하기 싫다고 말할 수 없었습니다. 의사는 곧 하반신 마비가 올 것이라 말했고, 그 당시 저에겐 자연치유에 대한 아무런 지식도 없는 데다 엉덩이와 발가락의 감각이 무뎌지면서 마비가 오기 시작했습니다. 제가 수술을 거부하여 병원과 인연이 끊어질 경우, 하반신 마비 같은 응급 상황이 생기면 어떻게 해야 할지 생각만 해도 두려웠습니다. 하지만 저는 남은 20일 동안 열심히 자연치유해서 암이 조금이라도 줄면 수술을 거부할 요량이었습니다. 얼마간의 시간이 지난 후에 CT를 찍기 위해 개인 영상의학과를 찾았습니다. 사진을 찍고 싶다고 말씀드렸더니 한 달도 안 되는 기간에 암이 줄어들 리는 없다, 그것도 치료받지 않은 상황에서 사진을 찍어봐야 아무 의미 없다며 단칼에 거부당했습니다.

어쩔 수 없이 수술을 위해 입원한 날, 인턴이 수술에 관한 설명을 자세히 해주었는데, 오른쪽 신장은 제거하고 왼쪽 신장이 기능을 하지 못하거나 왼쪽 신장에도 암이 생길 경우 죽을 때까지 투석해야 한다는 말과 함께 그 외에도 일어날 수 있는 최악의 상황에 대해서만 쫙~ 펼쳐놓았습니다.

수술 전날, 밤새 잠을 이룰 수 없었습니다. 그냥 갈까? 그랬다가 만약 마비라도 오면 어떡하지? 밤새 이 두 생각 사이를 왔다 갔다 했습니다. 날이 밝았고 많은 수술 대기 환자들 사이에 누워 있다가 마취한다는 설명을 듣고 이내 기억이 사라졌습니다.

수술 후 의식이 돌아올 때 극심한 통증을 느꼈습니다. 특히 갈비뼈가 너무 아팠습니다. 복강경 수술로 신장을 제거하는데 갈비뼈 아래쪽 복강경 넣는 부위에서 수술하면서 갈비뼈가 갈린 것 같은 느낌이었습니다. 이거 의료 사고 아냐? 할 정도로 너무 고통스러웠습니다.

수술 후 면역력이 약해져서인지 인간으로서는 감당하기 힘든, 마약성 진통제도 듣지 않는 이전보다 훨씬 강한 암성(癌性) 통증이 찾아왔습니다. 탄식이 절로 나왔습니다. '아~ 이렇게 아프다 죽는 게 암이구나!' 그러잖아도 고민하던 수술이었는데 상태가 이렇게 되니까 '역시 하지 말았어야 했어'라는 후회가 밀려왔습니다.

암 진단 후 바로 병원에서는 항암제 '수텐'을 처방해주었습니다. 먹는 항암제로 신생 혈관을 억제해 암이 크는 걸 막아주는 신생 혈관 억제 기전의 표적 항암제였습니다. 그 약을 받아 설명서를 보는데 기겁하지 않을 수 없었습니다. 설명서에는 수텐 투약 그룹과 그렇지 않은 그룹의 생존율 그래프 비교에서 밑의 숫자가

4~5 정도 더 연장되는 것으로 표시되어 있었고, 저는 그 숫자 단위가 월(month)이라 생각했는데 자세히 보니 주(week)였던 것입니다. 온전한 치유만 생각하던 저에게는 정말 의미 없는 기간이었습니다. 저는 약을 먹지 않고 2주 후 외래에서 의사를 만났습니다. 주치의가 어땠냐고 물어보길래 "약을 먹지 않은 상태에서 경과 관찰을 하고 싶어 먹지 않았습니다"라고 말씀드렸더니 불같이 화를 냈습니다. 옆에 인턴인지 두 명이 무언가 배우기 위해서인지 서 있는데 민망할 정도로. "약을 먹어야 사진을 찍지! 약 먹고 2주 후에 오세요~."

약을 먹어야 할지 말아야 할지 정말 고민이 되었습니다. 고민 끝에 저는 시간 벌기용으로 항암제를 복용하기로 했습니다. 다만 항암제에 대해 공부하면서 자연치유하는 저의 상황에서는 표적 항암인 경우 항암제 용량을 줄여 최소한의 양으로 6개월만 이용하는 게 가장 효율적이라는 결론을 내렸습니다. 2주 먹고 1주 쉬는 형태로 50mg 처방을 받았는데 처방량의 절반인 25mg만 복용했습니다. 총체적인 자연치유 노력과 함께 항암제 복용 기간에 검사한 결과는 항상 좋게 나왔습니다. 항암제 복용 6개월째(실제 복용 기간 4개월) 되던 마지막 기간에는 12.5mg만 복용했습니다. 수텐의 효과가 나타나는 최소 용량이 25mg인 점을 감안하면 의미 없는 양이지만 제가 정한 마지막 타임 12.5mg을 복용한 후 검사받았을 때 주치의는 약이 잘 듣고 있어 다행이라면서 계속 처방해주었습니다. 하지만 12.5mg은 효과를 볼 수 있는 용량이 아니기에 저는 항암제 효과라기보다는 자연치유 노력의 효과라 확신하고 예정대로 항암제 복용을 중지했습니다. 마지막에 최소 용량의 반인 12.5mg으로 줄여 먹은 이유는 저의 치유 효과가 수텐 때문인지 아니면 자연치유 노력 때문인지 체크해보기 위해서였습니다.

수술 후 상처 부위가 웬만큼 아물 정도의 시간이 지나자 주치의는 방사선 치료를 권했습니다. 지금 통증이 너무 심하고 곧 하반신 마비가 올 것이니 통증 감소와 마비 예방 차원에서 하자는 것이었습니다. 저는 눈곱만큼의 고민도 없이 바로 "아니요. 지금은 견딜 만하니 못 참겠으면 그때 고민해보겠습니다"라고 말하며 방사선 치료를 거부했습니다. 수술 때와 달리 단칼에 거부할 수 있었던 이유는 저에게 치유 청사진이 대충이라도 그려져 치병 체계가 잡혀 있는 상황이었기 때문입니다.

저는 주치의에게 엄청 혼날 거라 생각했는데 예상과 달리 별말씀 없이 제 의견을 받아들였고 방사선 이야기는 두 번 다시 꺼내지 않았습니다. 아마도 '네가 지금은 호기롭게 거부하지만 곧 방사선 해달라 매달리게 될 거다' 하고 생각하셨는지도 모르겠습니다. 하지만 저는 한 달 반 만에 뼈 통증이 사라졌고 빠르게 치유되어갔습니다. 저의 총체적인 자연치유 노력이 주치의가 다시 방사선 치료 얘기를 꺼내지 못하게 한 것이라 믿습니다.

방사선 치료 권유를 단칼에 거부한 것이 너무 무모하거나 무식한 것 아니냐고 생각하는 분도 계실 것입니다. 저는 무모해서 혹은 무식해서 방사선 치료를 거부한 것이 아닙니다. 저는 치유로 가는 길인 치유 청사진이 수립되어가는 상황이었고, 암의 근본적 치유책은 수술도, 항암 치료도, 방사선 치료도 아닌 암에 대한 몸의 방어 체계를 다시 세우는 노력이자 원인을 없애는 노력인 제대로 된 자연치유 노력임을 알았기 때문이지 제가 무모하거나 무식해서는 아니었습니다.

설령 자연치유 노력을 통해 치유되지 못해도 저는 제 몸을 온갖 가혹한 치료들의 경연장으로 만들고 싶은 생각이 없었습니다. 저는 저의 존엄성과 삶의 질을 지키고 싶었습니다. 다시 말씀드리지만 항암 치료와 방사선 치료를 거부하겠다는 결정은 결코 무모해서도, 무식해서도 아닙니다. 치료를 포기하겠다는 게 아니라 오히려 제대로 된 암 치유의 길을 가기 위한 결단이었습니다.

네가 의사보다 똑똑해?

방사선 치료를 거부하고, 항암 치료를 끊을 때 가족들의 반대가
극심했습니다.

"네가 의사보다 똑똑해? 의사가 시키는 대로 할 일이지, 네가 알
면 얼마나 안다고…… 그냥 의사 말 들어."

암 진단 후 자연치유를 선택한 저에게 주변 사람들이 하는, 제
가 가장 많이 들었던 충고의 말들입니다. 행여 제가 잘못된 선택
을 한 건 아닌지 아마도 불안했을 겁니다. 어쩌면 이 글을 읽는 사
람들 가운데 적지 않은 분들이 비슷한 생각을 했을 것이라 짐작됩
니다.

물론 저는 의사보다 똑똑하지 않습니다. 하지만 의사의 그 똑똑
함이 저에게 치유를 가져다주지 못한다는 것을 저는 알고 있었습
니다.

제가 대한민국에서 제일 똑똑한 수재들이 모인 대학병원 의사
들보다 더 똑똑할 리는 없습니다. 그럼에도 불구하고 저는 주치의

에게 제 몸을 맡기지 않았고, 제 나름의 길을 가기로 맘먹었습니다. 왜 그랬을까요? 암을 치유하는 일에 똑똑함보다 더 중요한 건 문제의 본질을 보는 지혜와 직관, 현명함이라는 사실을 알고 있었습니다. 이것이 자연치유를 이해하고 받아들이게 한 것이라 믿었습니다.

의사는 제게 살 수 없다고 확인해주었습니다. 의사는 제가 치유될 가능성을 전혀 상정하지 않은 채 죽음을 유예하기 위한 처방을 내려줄 뿐이었습니다. 그러나 자연치유를 접하는 순간, 희망을 보았습니다. 바로 그 차이입니다. 증명되지 않았지만 온전한 치유의 희망이 있는 길과 확실한 죽음이 기다리는 검증된 길. 저의 선택은 한 치의 망설임 없이 자명했습니다.

만약에 의사가 "어렵기는 하지만, 최선을 다하면 방법이 있을지 모르니 열심히 한번 해보자"라고 말했다면 저는 절대 병원 밖을 기웃거릴 이유가 없었을 것입니다. 저 역시 평범한 소시민의 한 사람으로서 상식의 선을 잘 넘지 않는 사람입니다. 뭐가 됐든 제도권은 많은 시행착오와 철저한 검증 과정을 거친 것이기에 제도권 내의 해법이 당연히 옳다고 믿는 사람입니다. 하지만 병원에서 저의 치유를 '불가능'으로 판정하는 순간, 저는 다른 가능성과 다른 대안을 찾을 수밖에 없었습니다.

많은 치유기를 보며 자연치유에 관심을 가질 수밖에 없었고, 제대로 된 자연치유를 공부하고 학습하면서 제가 살 수 있는 길을 보았습니다. 상식을 벗어나 생각하지 않는 제가 자연치유를 제대로 이해하니 자연치유가 상식이었습니다. 저는 저 자신이 합리적이고 이성적이며 논리적이라고 생각합니다. 객관적으로 보면 어떨지 모르지만 저는 스스로를 그렇게 생각합니다. 제가 접한 자연치유는 암이라는 문제의 본질에 대한 성찰을 통해 왜 암에 걸렸는지, 그리고 그 치유책으로서 어떻게 하면 암을 극복할 수 있는지에 대한 명확한 답을 주었습니다. 합리적이고 이성적이며 논리적인 저는 자연치유의 논리에 완벽하게 설득되었습니다.

제게 저의 목숨은 그 무엇보다 소중합니다. 제 목숨이 달린 암이라는 문제에 있어 대충 이거면 되겠지 혹은 지푸라기라도 잡는 심정으로 무언가를 선택할 수는 없는 일입니다. 저는 자연치유에 대해 저의 인생 그 어느 때보다 열심히 공부했고 민간요법이 아닌 제대로 된 자연치유 노력을 통해 치유될 수 있음을 합리적이며 이성적이고 논리적이라고 자부하는 저 스스로가 설득당해 선택한 것입니다.

제 몸은 본래 암에 대한 완벽한 방어 시스템을 갖추고 있었다는 사실과, 그것이 잘못된 생각 습관과 생활 습관 때문에 무너져 내렸고, 그 종착점이 바로 암이라는 걸 이해하게 되었고 그 어떤 훌륭한 의사보다 논리적인 방식으로 저를 설득했습니다. 무너진 방어 시스템을 복구할 수만 있다면, 질병의 치유는 물론 본래의 건강한 몸으로 돌아갈 수 있다는 게 자연치유의 원리적 개념이고, 저는 이를 자연치유로 정의했습니다.

공부를 하다 보니, 그동안 인간을 질병에서 구할 유일한 학문으로서의 현대 의학에 대해 보다 객관적인 시선으로도 볼 수 있었습니다. 인간은 어마어마한 의학 기술의 진보를 이루었으나 그 한계 또한 분명합니다. 솔직히 인간이라는 고등한 생명체가 신의 창조물인지 아니면 억겁의 시간을 통해 진화한 결과인지는 모르겠지만, 어쨌거나 인간이 이뤄낸 지식 체계로는 인간 몸의 완벽함에 접근하지도, 설명하지 못하는 수준입니다. 의사가 제게 '희망 없음'을 선언할 수밖에 없었던 것도 이런 맥락이었을 거라고 생각합니다. 그러나 자연치유적 관점에서 보면 제 몸에 덩어리진 암세포를 없앨 완벽함이 분명히 내재해 있었습니다. 이런 우리 몸의 완벽함을 알고 이를 믿는 것, 그것이 제가 정의한 자연치유의 개념입니다. 이를 이해하는 것이 치유를 위한 출발점이자 기반임을 알게 되었습니다.

의사가 시한부를 선고했다고 해서 모든 암 환자가 자연치유나 대체의학으로 가지는 않습니다. 절망은 하겠지만, 어쩔 수 없이 병원에서 권하는 치료 프로세스에 따라 항암 치료를 하고 방사선 치료에 모든 걸 맡기는 사람이 대부분입니다. 자연치유를 몰랐다면 저 역시 마찬가지였을 것이고, 만약 그랬다면 저는 어느 누구보다 의사의 말에 충실히 따랐을 사람입니다. 제가 아무리 인터넷 뒤져가며 암에 대해 알아본들, 종양내과 의사보다 많이 알 수는 없기 때문입니다. 그의 전문적 식견과 경험을 존중하여 제 생사의 키를 온전히 맡겼을 것입니다. 아무 의심도 없이.

하지만 자연치유는 저에게 근본적 치유의 가능성을 보여주었기에 검증된 죽음인 생명 연장만을 추구하는 병원 치료에 기웃거릴 이유가 없었습니다. 그런 이유로 저는 자연치유를 택한 것입니다. 물론 병원도 이용하지만 저의 치병에서 그건 메인이 아니라 서브의 개념이었습니다.

저의 치병 프로세스에서는 자연치유가 메인이 되었고, 주도권은 전적으로 제가 쥐고 있었습니다. 자연치유는 환자 본인 스스로 하는 것이기에 그건 너무나 당연한 일입니다. 자연치유에 관한 한 의사는 전문가가 아닙니다. 그 영역이 다르기도 한 데다, 절박한 암 환자의 입장에서는 오히려 자연치유에 관해 더 관심을 갖기 때문에 더 많이 알 수밖에 없는 조건입니다. 어떤 치료 효과도 내 몸의 건강성 회복 노력의 바탕이 있을 때 나타나는 것입니다. 엄청난 첨단 지식으로 무장한 의사라도 인간의 지력(智力)으론 해독 불가능한 우리 몸을 고쳐야 하는 일이기에 그 한계가 분명하지만, 자연치유의 논리 체계 속에는 이미 인간의 지력과는 비교할 수 없는 신의 지력, 아니면 억겁의 시간이 이룬 지력이 만든 완벽함이 내 몸에 있습니다. 저는 다만 그 완벽함을 발휘하게 하는 조건을 깨달아, 그 조건을 충족하기 위한 여러 방법을 실천하는 것이고, 이것이 자연치유 노력의 본질임을 깨달았습니다.

자연치유 영역에서 주체는 환자 자신입니다. 암 치유 과정의 핵심은 나 자신의 변화에서 오는 것입니다. 자연치유는 현대 의학에 기대지 않고 자연적인 어떤 걸 먹고 저절로 낫는 게 아닙니다. 이 세상에 저절로는 없습니다. 저절로 낫기 위한 엄격한 조건들이 있습니다. 그러므로 우리 몸에서 자연치유가 이루어지기 위해서는 먼저 어떤 조건들이 필요한지를 이해해야 합니다. 그 조건들을 충족시킬 다양한 방법론에 대한 지식도 있어야 하고, 그러한 치유 조건을 달성할 만큼 꾸준히 실천하겠다는 의지도 필요합니다.

아무리 자연치유에 대한 의지가 강하다 해도 우리 몸의 치유 조건도 모르고, 그 치유 조건들을 충족시킬 방법론에 대한 지식도 전혀 없는 상태라면 할 수 있는 게 없습니다. 무언가를 하긴 하지만 치유에 부합하지 않는 엉뚱한 방향으로 가는 경우를 너무 많이 보았습니다. 자신이 먼저 알아야, 할지 말지를 선택할 수 있는 것이지 의지가 아무리 충만해도 제대로 된 자연치유에 대한 이해가 없으면 방법이 없습니다. 불타올랐던 의지는 초조함으로 나타나고, 엉뚱한 짓으로 내 몸에 해로운 결과를 불러올 수 있습니다. 그래서 자연치유를 하기 위해서는 끝없는 공부가 필수적입니다.

사실 자연치유라는 영역은 너무나 광범위하고 실체도 없어 보여 뜬구름 잡는 것처럼 느껴질 수 있습니다. 가끔씩 암과 관련된 책을 100권을 넘게 읽어도 머릿속에 남는 게 없고, 무얼 어떻게 해야 할지 도무지 갈피가 잡히지 않는다고 하소연하는 사람도 있었습니다. 어쩌면 당연한 일입니다. 암은 여전히 정복되지 않은 질병이고, 바로 죽음과 연결되는 질병이어서 수많은 가설과 주장이 난무하기 때문입니다. 온갖 치료법과 도사들이 판치고 있습니다. 왜 그럴까요? 암에 대해서는 통일되고 검증된 의견이 없기 때문입니다. 저마다 각자도생하며 "이것이 길이요!"라고 외치는 것입니다. 지금도 인터넷만 치면 암 고치는 법이 1,000가지도 넘는다고 합니다. 그중 뭔가를 선택한다는 것 자체가 고역이고 혼란입니다.

어떤 사람이 제게 묻습니다.

"나는 아무리 공부해도 도저히 선택을 할 수 없는데 당신은 어떻게 확실한 기준을 세워 선택을 하고 궁극적으로 치유 청사진을 세웠습니까?"

글쎄, 정말 뭐였을까? 생각해보면 그 답은 바로, 저보다 먼저 자연치유를 통해 치유를 이룬 사람들에게 있었던 것 같습니다. 저는 그런 사람들의 자연치유기를 수도 없이 읽었습니다. 그 안의 핵심적 공통점을 찾아보니 그게 바로 치유로 가는 핵심이자 지름길이었습니다. 저에게는 이들이 검증된 이론의 근거와 바탕이 되었습니다.

병원에서는 제게 '완치는 없으며 고식적 치료만 가능하다'면서 시한부를 선고했지만, 저는 '고식적 치료'라는 것들에 애당초 관심이 없었습니다. 저의 관심은 오직 '온전한 치유'였을 뿐, '조금 괜찮게, 조금 그럴듯하게 검증된 방법으로 죽어가는 것'이 아니었기 때문입니다.

죽음이 아닌 삶의 방향으로 기수를 돌리고, 살아남은 사람들의 이야기에 귀를 기울였을 때 조금씩 드러나는 길의 윤곽! 치유된 사람들의 공통점을 모아보고, 그 공통점들이 어떻게 해서 치유로 이어졌는지 그 근거들을 파고들었습니다. 이런 학습 과정이 몇 차례 반복되면서 쌓이다 보니 마침내 치유 청사진이 제 눈앞에 펼쳐지기 시작했습니다. 한마디로 저는 자연치유에 완벽하게 설득당했습니다.

오대산에서 전업치병하다

성을 두고 싸우는 공성전에서 성을 함락하는 일(攻城)은 성을 지키는 일(守成)의 열 배 가까운 노력과 화력이 필요하다고 합니다. 암 진단을 받았다는 것은 건강이라는 성(城)을 잃어버렸다는 뜻이고, 이를 다시 찾는 데에는 건강할 때 건강을 지키는 노력에 비할 수 없을 정도로 많은 노력과 에너지가 필요한 일이 될 것입니다.

저는 이미 저를 지켜줄 성을 잃어버렸습니다. 이를 다시 찾는 건 기존에 저의 건강이라는 성을 지키는 일과는 비교할 수 없는 노력과 인내가 필요한 일이 될 것입니다. 잃어버린 건강을 다시 찾기 위해, 치유 노력에 집중하기 위해 오래전부터 제 삶의 바탕이 되었던 것들과 절연하고 저는 집을 떠나 오대산으로 향했습니다. 치유에만 집중하기, 저는 이를 전업치병(專業治病)이라 이름 붙이고 치유에만 집중했습니다. 저에게 암을 가져온 물리적·관계적 공간에서 완전히 벗어나 보다 좋은 환경에서 오직 치병에만 집중할 필요를 느꼈기 때문입니다. 그 당시 형님의 친구분이 오대산 인근 마을의 이장으로 계셨는데, 때마침 비어 있던 생태 마을 시설을 통째로 사용할 수 있도록 주선해주셨습니다. 산세가 빼어나고 장수 노인이 가장 많이 있다는 해발 700미터 고지였습니다. 치유를 목적으로 하는 만큼 일반 여행객들을 받지 않도록 하고, 펜션 세 채를 한꺼번에 빌려 사용했습니다. 얼핏 보기에는 엄청난 사치처럼 보이지만, 정말 말도 안 되는 저렴한 비용으로 허락해주신 거였습니다.

그렇게 5월부터 11월까지 7개월간 그곳에 머무르며 제가 공부를 통해 터득하고 있는 자연치유의 다양한 방법론을 접목하면서 그야말로 치유에만 집중했습니다. 그때의 제 모습을 생각하면 수행하는 수도자의 삶이 아마 그렇지 않을까 싶을 정도였습니다. 먹고 운동하고 쉬고 명상하고 공부하면서 오직 치유에만 몰입하며 하루 24시간을 채웠습니다.

지금도 기억이 생생합니다. 아침에 일어나 문을 나서면 푸르른 생명의 숲에서 뿜어내는 신선한 공기, 흙과 태양의 기운이 어우러져 피워내는 따뜻한 흙 내음이 부드럽게 전해져왔습니다. 저의 폐부 깊숙이 들고 나는 청명한 바람은 도시의 삶에 찌들었던 삶의 먼지들을 조금씩 씻어내주는 느낌이었습니다. 제가 치유되고 있음이 피부로 느껴졌습니다.

게다가 자연치유를 돕는 가족들의 노고는 제가 그곳에 머무는 내내 이어졌습니다. 부모님과 아내 그리고 형님들께서 번갈아 다녀갔습니다. 제가 먹을 녹즙 재료를 공수해오고, 저의 입을 것과 치병 도구들을 세심하게 챙겨다 주었습니다. 오직 저 하나만을 위해 서울에서 200km 거리를 오가는 수고를 기꺼이 감당한 것입니다. 무엇보다 그들이 가장 확인해보고 싶은 것은 잘 지내고 있는지 혹은 괜찮은지였을 것입니다.

나중에 안 일이지만, 제가 머물던 기간 동안 이장님을 비롯한 인근의 몇몇 분들은 걱정 어린 눈으로 저의 일거수일투족을 살피다 돌아가곤 하셨다 합니다. 이장님의 어머님은 이따금 제가 운동을 나가거나 안 보이면 혹시 죽은 게 아닌가 싶어 문을 열어보거나 제가 기거하는 건물 주변을 둘러보고 가셨다고 합니다. 뭔가 먹을 걸 좀 주고 싶어도 치유 식이를 철저히 하고 있었기 때문에 줄 수 있는 음식이 제한되어 있어 늘 안타까워하시던 분입니다. 그때의 저는 철저하게 자연치유적 원칙에 입각한 식단을 지키고 있었으므로, 정해진 것 이외의 음식은 일절 손대지 않았습니다.

사실 들어올 때 걸음도 혼자 못 걸었던 저였으니, 필시 중간에 큰일 치를 각오를 하셨을지도 모르겠습니다. 말은 안 해도 속으로 얼마나 걱정이 크고 불안했을까요? 다행히 걱정하고 놀랄 만한 일은 벌어지지 않았으니, 큰 피해 안 드리고 그곳에서 지낼 수 있었음에 감사할 따름입니다.

저의 치유 과정에는 이런 주변 분들의 걱정과 따뜻한 관심도 한 몫했을 것이라 생각합니다. 아마도 형님 역시 조용히 저를 지켜보며 응급 상황이 생기면 도움 주실 만한 분들을 믿고 거기로 보냈던 것 같습니다.

오대산에 있는 동안 인근 월정사에도 여러 번 방문했습니다. 아름다운 절, 월정사. 특히 진입로에 있는 전나무 숲길은 걷는 것만으로도 치유의 기운이 그대로 느껴지는 곳이었습니다. 청량감 있는 음이온 가득한 물 흐르는 소리를 들으며 그곳을 맨발로 걷는 건 그 자체로 강력한 치유제였습니다. 법당에 들어가 백팔배도 올리고 조용히 앉아 호흡에 집중하다 보면 제 마음이 고요해지는 걸 느꼈습니다. 이렇게 월정사 스님들과 인연을 맺을 수 있었던 것 또한 제가 누린 특별한 혜택이었습니다. 스님들은 신도도 아닌 저를 위해 그곳에 주차할 수 있도록 배려하는 등 많은 편의를 봐주셨습니다. 그런 공간과 그런 관심이 있는 곳에서 머물 수 있었다는 건, 제겐 그야말로 크나큰 행운이 아닐 수 없습니다.

저는 자연치유를 '신선놀음'이라 비유하곤 하는데, 일상의 공간을 벗어나 좋은 음식과 자연의 맑은 기운과 따뜻한 배려 속에 기거할 수 있었던 그 시간은 신선놀음 그 자체라 할 만합니다.

그렇게 오대산에서 지내던 어느 날, 아내와 두 딸이 찾아왔습니다. 사랑하는 가족과 함께 월정사의 정취를 느끼고, 전나무 숲길도 걸으며 정말 행복했습니다. 순간순간이 꿈만 같았습니다. 생각해보면, 사람들은 위기의 순간에 맞닥뜨려서야 가까운 곳에 있는 소중한 존재의 의미를 깨닫는 것 같습니다. 저 역시 암을 진단받고 나서야 가족과 함께하는 순간의 소중함을 절절히 느낄 수 있었습니다. 이전엔 몰랐다기보다 암을 진단받은 뒤에 더 깊고 간절하게 서로의 존재를 느낄 수 있게 된 것 같습니다. 삶의 위기가 가져온 선물이 아닐까 싶습니다. 삶의 정수가 되는 부분이 무엇인지를 가장 선명하고 뚜렷하게 바라볼 수 있게 된 것입니다.

며칠을 함께 머물다 헤어져야 할 시간이 되었을 때, 어쩔 수 없는 감정의 격랑이 찾아왔습니다. 두 딸은 아빠와 떨어지기 싫어 울기 시작했습니다. 애써 덤덤하던 저였는데, 언제 다시 돌아갈 수 있을까 하는 생각에 와락 아이들을 품에 안고 한없이 울었습니다. 그리고 다시 한번 다짐했습니다. 머지않은 날에 저는 반드시 이 아이들이 있는 집으로 돌아가야 한다는 사실을. 온전히 치유된 모습으로 당당하게 가족의 곁으로 돌아가야만 하는 이유를 제 품 안에서 울고 있는 아이들을 보며 확인했습니다. 그렇게 아내와 아이들이 돌아간 날 밤, 그들이 떠나고 난 빈자리는 가슴이 뻥 뚫린 것 같았고 한동안 무엇으로도 채울 수 없는 깊은 동굴로 남아 있었습니다.

이별은 쓰라립니다. 하지만 그 고통을 감수할 수 있었던 건, 저에게 치유 청사진이 있었고 그 시간을 견뎌냈을 때 되찾을 더 큰 희망을 확신했기 때문입니다. 만약 제 병이 정말 치유될 수 없는 병이라 여겼다면, 저는 절대로 사랑하는 두 딸과 아내 곁을 떠나는 선택을 하지 않았을 것입니다. 마지막 순간까지 최선을 다해 함께 밥을 먹고, 따뜻이 안아주고, 즐거운 시간을 남기려고 애썼을 것입니다. 그러나 저는 제가 죽지 않을 것임을 알았습니다. 암은 죽는 병이 아니라는 것을 알았기 때문입니다. 얼마든지 치유 노력을 통해 완벽하게 벗어날 자신감이 있었기에 가족을 떠나 홀로 치병에 집중할 수 있었습니다.

그리고 저의 선택은 옳았습니다. 쌍지팡이를 짚고 겨우겨우 들어간 오대산에서 저는 걷는 건 물론 산비탈을 뛰어다닐 수 있을 만큼 회복되었고, 오대산에 들어간 지 불과 7개월 만에 사랑하는 가족이 있는 집으로 돌아왔습니다. 그러니 제가 머물던 생태 마을은 지금의 저를 다시 태어나게 해준 치유의 공간, 제2의 어머니의 자궁 같은 곳입니다.

암이 사라지기 시작하다

오대산에서 지낸 시간이 특별한 것은 자연치유적 원리에 기초한 모든 노력들이 집약적으로 이루어졌기 때문입니다. 자연치유에 능통한 누군가의 지도와 처방 없이, 제가 공부한 것을 제 몸에 적용해가며 변화를 관찰하는 방식이다 보니 누구도 그 결과를 장담할 수 없는 과정이었습니다. 아무런 선례도 없이 제 몸 안에서 일어나는 미세한 변화를 감지하며 어떤 선택들의 연속을 이어간다는 것은 실로 조심스럽고 어려운 일이었습니다.

초반에는 주로 누워서 지냈습니다. 운동하고, 녹즙 만들어 마시고, 풍욕하고 명상하는 일 외에는 누워 있을 수밖에 없었습니다. 통증도 통증이지만, 온몸을 파고드는 극심한 피로감은 좀처럼 풀릴 기미가 안 보였습니다. 제 몸속 세포들의 미토콘드리아가 다 망가져 있던 탓입니다. 암 환자들이 공통적으로 느끼는 심한 피로감은 그 때문일 것입니다. 그런데 어느 날인가부터 조금씩, 그러나 근본적인 변화가 일어나고 있음을 깨달았습니다. 오대산에서 치병하던 2012년 6월 중순 이후의 일입니다. 이때부터 전신의 뼈 통증이 서서히 없어지기 시작한 것입니다.

이후로 가끔 자리에서 일어선 채 발꿈치를 들었다 놨다 하며 몸에 진동을 주는 동작을 했습니다. 척추 전이암 통증 정도를 감지하는 저만의 방식입니다. 그 무렵에도 저는 수시로 일어나 몸에 진동을 주면서 통증의 강도를 통해 자연치유의 결과가 어떻게 발현되는가를 판단하곤 했습니다. 오늘은 어느 부위에서 어느 정도의 통증이 있는지를 보며 저의 몸 상태와 자연치유의 성과를 가늠해보곤 했습니다.

몸을 상하로 흔들어보면 여전히 아팠습니다. 척추 마디마디에서, 골반에서, 가슴뼈 사이에서 비어져 나오는 고통스러운 느낌은 여전했습니다. 발병 전후로 저의 신경 세포에 전달되는 통증은 그야말로 이 세상 모든 통증의 극단을 연상케 했습니다. 통증의 양상도 다양했습니다. 양쪽 골반에 퍼진 암은 오래 앉아 있기 힘든 묵직함을, 양쪽 갈비뼈의 전이암은 치과에서 마취하지 않은 신경을 바늘로 찌르듯 벼락이 치는 날카로운 통증을, 가슴에 전이된 암은 고개를 숙일 수도 손을 댈 수도 없이 아팠습니다. 특히 등 통증은 감당하기 힘들 정도였습니다. 온갖 통증이 난무했습니다. 마치 아무리 닦아도 닦이지 않는 찐득찐득한 타르가 묻어 그것에서 통증들이 끊임없이 흘러나오는 듯했습니다.

그야말로 난장판, 온갖 통증들의 경연장이었습니다. 제가 제 몸의 통증을 느끼며 늘 떠올렸던 단어입니다. 특히 힘든 것이 용암이 들끓는 듯한 뜨거움으로 느껴지는 통증인데, 암이란 것이 이렇게 아프다 죽는 거구나! 눈물만 흐를 뿐, 인간으로선 견디기 힘든 통증이었습니다.

그런데 그토록 진저리 치게 아팠던 통증의 강도가 어느 날부터 크게 줄어든 것입니다. 순간 생각했습니다. '아, 나는 안 죽겠구나! 이제 살게 되겠구나!'

오대산에 들어간 지 한 달 반쯤 지나서 통증이 줄어들기 시작하고, 석 달째가 되자 아침에 눈을 뜰 때마다 가벼워진 몸의 상태를 느낄 수 있었습니다. 묵직하고 깊은 피로감은 온데간데없이 사라지고 날아갈 듯한 기분이 되는 것입니다. 이때껏 느껴본 기억조차 없는 상쾌함과 개운함이었습니다. 저는 평생 이런 개운함을 느껴본 적이 없었습니다.

죽는 순간까지 멈추지 않을 듯싶던 통증이 사라진 것을 계기로 자연치유에 대한 확신과 자신감은 더 확고해졌습니다. 특히 얼마나 남아 있을지 모를 기간, 평생 다시는 뛸 수 없을 것으로 생각했는데 가볍게나마 다시 뛸 수 있었을 때는 이 세상을 다 가진 듯 기뻤고, 그것은 엄청난 자신감이 되어 온전히 치유에 더 집중할 수 있는 밑바탕이 되었습니다.

그러고 보면 저에게 통증이란 다양한 얼굴을 가진 존재였던 것 같습니다. 당장이라도 죽을 듯이 고통스럽고 두렵기도 하지만, 제 몸의 변화를 확인하는 중요한 지표가 되어주기도 했습니다. 통증은 제 몸이 살고자 하는 몸부림인 동시에 통증이 사라진다는 것은 제가 치유되고 있다는 확실한 증거가 되었던 것입니다.

오대산에서 전업치병하고, 완전하지는 않지만 일상생활이 가능할 정도로 회복되어 그해 11월에는 암 진단 8개월 만에 회사에 복직할 수 있었습니다. 이후 현대 의학적인 정확한 제 몸 상태를 확인할 겸 정기 검진을 위해 주치의를 만났습니다.

그런데 주치의와의 대화가 보통은 1분을 넘지 않고 형식적으로 그치는데 이번에는 이상하게 사진도 보여주면서 거의 모든 뼈 병변들이 흔적만 있고, 그 흔적에 암세포가 있을 수도 있지만 지금 같은 추세로 잘 유지된다면 흔적도 없어질 수 있다고 자세히 설명해주시는 겁니다. 제가 작년부터 항암제를 끊고 싶다고 계속 요구했었는데 이번에도 끊고 싶다고 말씀드리자 더 이상 항암제를 복용하지 않아도 된다는 처방을 해주었습니다(항암제는 2012년 10월 경 이미 임의로 끊은 상태였습니다). 대신 암이 언제든 재발할 수 있으니 6주마다 검사를 받으러 오라고 했지만 이후 병원에 가지 않았습니다. 치료받기 위해 검진받은 것이 아니라 현대 의학적으로 더 이상 치료받지 않아도 될 정도의 몸 상태임을 확인받고자 검진받은 것이기 때문입니다. 제 나름의 목표를 달성했으므로 더 이상 병원에 다닐 이유가 없었습니다.

이젠 반환점을 넘은 것 같았습니다. 제 몸의 자연치유력을 믿고 실천한 결과를, 현대 의학적으로 암이 없어졌다는 확인을 꼭 받고 싶었습니다.

드디어 완치는 없다는, 온몸에 퍼진 다발성 전이암이라는 제 몸 상태가 현대 의학적으로 어떤 치료도 필요 없고 추적 관찰만 해도 될 정도로 치유됐다는 점을 공식적으로 확인받은 것 같아 기뻤습니다.

제 상태가 호전된 건 알지만 정확한 주치의의 설명과 확인을 받지 못해 불안해하던 아내가 너무 기뻐했습니다. 주말에 근사한 곳에서 외식하자고 아이들과 함께 알아보며 좋아하는 모습을 보니 저도 기분이 좋았습니다.

저처럼 온몸에 암이 퍼져서 걷지도 못하고 마약 진통제로도 통제 안 되는 통증을 가지고 있는 말기 암 환자가 아무런 현대 의학적 치료도 받지 않고 지낸다면 너무 무모하다고 생각하실지 모르겠습니다. 하지만 저는 항암과 방사선 치료에 다 맡겨버리는 것이 훨씬 더 무모하다고 생각합니다. 저는 존엄성과 삶의 질을 지키고 진정한 치유를 위해 항암과 방사선 치료를 받지 않는 것이지, 무모해서도 무식해서도 아닙니다.

처음에는 주변에서 이런 말을 많이 들었습니다. "똑똑한 의사들 말을 들어야지 네가 뭘 안다고 네 맘대로 하느냐!"

저는 이렇게 대답합니다. "자동차 정비공이 자동차 운전을 더 잘한다는 보장은 없다."

저는 생각 습관과 생활 습관의 개선을 통해, 암은 자연치유할 수 있다는 확고한 믿음과 확신을 가지고 있습니다. 그 치유 메커니즘도 확실하다고 믿고요.

많은 환우분들이 돌아오지 못할 시행착오를 거듭하지 않고 진정한 치유 방법으로 암을 극복하기를 진심으로 바라고 있습니다.

이후 저는 어느 때보다 생에 대한 충만함으로 가득 찬 일상을 보내고 있습니다. 세상에 이보다 더 중요한 것이 뭐가 있을까 싶습니다.

다시 생의 한가운데에 서서

암 투병 과정에서 저 자신에 대해 자랑스럽게 여길 만한 것이 하나 생겼습니다. 온몸을 파고든 암세포로 목숨이 풍전등화 상황에 처했을 때, "당신은 3~6개월 남았다"라는 의사 선생님의 사형선고를 듣고 그냥 받아들이며 슬퍼하지 않았고, 걸을 수도 없고 누워서 고개를 돌리기조차 힘들 정도의 가공할 통증에도 굴복하지 않았으며, 산중에 기거하는 어떤 암 치유 고수를 수소문하거나 신비의 명약을 구하려고 저의 마지막 돈과 시간을 허비하지도 않았습니다.

대신 암의 근본 원인이 무엇인지를 공부하면서 이 원인을 해소하고 근본적인 치유책이 무엇인가를 찾고자 했습니다. 제 평생 이만큼 학구열을 불태웠던 때가 또 있을까 싶을 정도로 치유를 위한 공부에 몰두했습니다. 그리고 제 몸의 자연치유력과 항상성과 면역력을 올리는 생활 습관이 무엇인지를 찾아 실천했습니다. 그 구체적 방법은 식사와 운동, 명상, 다양한 심상 요법, 온열 요법 등등

할 수 있는 모든 방면에 걸쳐 있었습니다. 그렇게 악착같이 습득한 이론적 기반에 따라 철저하게 적용하고 실천한 덕분에 온전한 치유와 지금의 행복한 삶을 영위할 수 있게 되었습니다. 이렇게 할 수 있었던 제가 진심으로 대견하고 자랑스럽습니다. 앞으로 제가 천수를 누릴지 얼마를 더 살다 죽을지는 알 수 없지만, 지금 이 순간 저는 그 어느 때보다 건강하고 행복합니다. 그 무엇이 이보다 더 중요할까요? 세상 모든 사람이 추구하는 건강과 행복을 이미 누리고 있는 사람이 바로 저입니다.

이렇게 책을 통해 많은 이들에게 제 이야기를 전하고자 하는 단한 가지 이유는, 지금도 암과 사투를 벌이며 절망하고 있는 환우분들에게 현실적인 도움을 드릴 수 있기를 바라기 때문입니다. 부디 저의 이야기가 어려운 시련을 이겨나갈 희망의 근거가 되기를 간절히 바라고 있습니다.

저는 2014년부터 정기적으로 환우분들에게 치유 청사진 수립을 목표로 자연치유 강의를 해오고 있습니다. 처음엔 카페와 블로그 활동을 하면서 개별적으로 질문해오는 분들에게 이런저런 조언을 해드리는 정도였습니다. 그런 분들이 점차 많아지면서 자연스레 그런 분들을 모아 자연치유 강의를 시작하게 되었습니다. 그중에는 시한부 판정을 받은 이후 죽음만 기다리며 하루하루를 보내는 분들이 있었고, 요양병원을 전전하며 희망 없는 투병을 지속

해오던 분들도 있었는데, 저의 이야기를 듣고 자연치유 노력을 실행하면서 정말로 좋아지신 분들이 꽤 있습니다. 건강을 회복하여 다시 직장에 복귀한 분도 다수입니다.

저의 조언이나 강의가 이분들에게 얼마나 영향력을 미쳤고 실질적인 도움을 줬는지는 알 수 없습니다. 그러나 스스로를 포기하고 우울증에 빠져 있던 사람이 저를 계기로 건강을 회복해가는 과정을 지켜보는 기쁨은 뭐라 표현하기 힘들 정도입니다. 살기 위해 제가 노력했던 과정이 저를 살렸고, 그 경험이 다른 사람들에게도 희망의 메시지가 될 수 있음을 확인하면서 일종의 소명 의식을 느끼게 된 것 같습니다.

어떤 사람이 타인의 문제, 그것도 생사가 달린 문제에 일정하게 개입한다는 건 간단한 일이 아닙니다. 그 책임감의 무게와 부담을 굳이 떠안을 만한 일인지는 신중히 생각해야 할 부분이기도 합니다. 자연치유의 본질을 이해하지 못하는 사람들의 비난과 추궁을 감수할 일이 생길 수도 있습니다. 그렇다면 저로 하여금 자연치유 강의를 하도록 만든 동력은 무엇이었을까요? 많은 사람들이 그토록 애타게 찾고 있는 암 치유의 길, 건강성 회복의 길을 제가 알고 있다는 사실 말고는 없는 것 같습니다. 누군가는 비웃을지도 모르지만, 저는 어떻게 해야 암이 컨트롤되고 치유될 수 있는지를 알고 있습니다. 저를 통해 치유의 경험을 하신 환우분들은 이게 무슨 말인지를 바로 알겠지만, 대부분은 지나친 과장이며 오만이라고 생각할 것입니다.

하지만 상관없습니다. 일관되게 암을 죽는 병이라 믿으며 그 기준에서 사고하는 사람들의 반응에 속상해하거나 상처받지 않습니다. 전 이미 제대로 된 자연치유 노력을 통해 저의 삶을 회복했기에 누구의 평가도 중요치 않고, 암을 치병하며 얻은 저의 경험과 지식이 그 누군가의 치유에 도움이 되면 기쁠 따름입니다.

의학을 전공하지도 않은 평범한 한 남자가 자연치유로 암을 고칠 수 있다고 외친다면 바로 '미친놈' 소리가 나올 일이라는 걸 제가 모르진 않지만 그저 안타까울 뿐입니다. 얼마든지 이전보다 건강한 삶을 회복할 수 있고, 사랑하는 가족을 그렇게 허망하게 떠나거나 떠나보내지 않을 수 있는데, 정해진 죽음의 길로 무력하게 끌려가는 암 환자들의 현실이 안타깝기 그지없을 뿐입니다.

간절하게 살기를 바라면서도 문제의 본질에 대한 이해나 생각 없이 타성적 치료법만 답습하는 모습을 외면한다는 것도 저로선 어려운 일이었습니다. 암의 본질을 알기 때문입니다. 분명 길이 있는데, 엉뚱한 길로 가는 사람들을 모른 척한다는 건 어느 땐 안타까움을 넘어 고통스럽기까지 했습니다.

어찌 됐든 저는 제가 할 수 있는 일을 하기로 마음먹었습니다. 모든 암 환자를 구원하겠다는 거창한 꿈 같은 건 없습니다. 제가 전하는 자연치유를 통해 치유와 회복의 길을 찾고자 하는 이들에게 제가 알고 있는 만큼을 그대로 얘기해줄 뿐입니다. 가망 없는 치료의 답습에서 벗어나 서로에게 심리적 지지를 하며 현실성 있는 암 치유를 원하는 사람들에게 저는 기꺼이 그 길을 함께 가자고 말하고 싶습니다.

저는 지금 자연치유의 원리와 방법론을 망라하여 '암 치유 처방전'이라 명명하고 이를 공유하는 강의와 모임 등 다양한 활동을 하고 있습니다. 암 치유 처방전이라니 대단히 거창하게 들리지만, 특별한 건 아닙니다. 이 처방전은 제가 그동안 기록해온 암 치유기와 구체적인 실천 방안들을 최대한 이해하기 쉽도록 체계화한 것입니다.

고개를 돌리지도 못하고 제대로 눕기조차 버거운 암 환자가 살고자 몸부림치며 미친 듯이 공부한 결과입니다. 목숨을 담보로 한 결정을 내리기 위한 수많은 사고 실험들과 하나를 알 때마다 제 몸에 적용해가며 내린 결론이기에 누구보다 생생하게 전달되는 것 같습니다.

《나는 행복한 암 환자입니다》라는 책을 본 적이 있습니다. 제목이 많이 와닿았습니다. 잃어본 사람이라야 그 소중함을 압니다. 죽음을 느껴봤기에 저는 지금도 이렇게 숨 쉬며 사랑하는 사람들과 함께 보내는 하루하루가 얼마나 소중한지를 잘 압니다. 처음

암 진단을 받은 시점에서만 보면 저는 당연히 존재할 수 없는 사람입니다. 하지만 주치의가 예고한 시간이 지나서도 생존해 있을 뿐만 아니라 전보다 더 건강해졌고 가족과는 더 화목해졌으며 그 어느 때보다 행복해졌습니다. 예전의 저는 제가 가지고 있는 행복을 모르고 살던 사람이었습니다.

지금 암과 힘겹게 싸우는 모든 환우분들에게 꼭 전하고 싶은 말이 있습니다. 암은 결과일 뿐입니다. 암과 싸우지 말고 그 원인인 이전의 파괴적인 생각 습관과 생활 습관에 빠진 나와 싸워야 하며 건강해지는 일에만 집중해야 합니다. 목표를 건강성 회복에 두고 살아가다 보면 반드시 건강도 돌아오고, 덤으로 더 큰 행복도 돌아올 것이라고 저는 확신 있게 말씀드릴 수 있습니다. 그것은 세상이 주는 그 어떤 것과도 비교할 수 없는 행운입니다.

제가 말하는 자연치유가 꼭 암 환자에게만 해당하는 것은 아닙니다. 저는 분명히 말할 수 있습니다. 자연치유는 현대 사회에 만연된 모든 생활 습관병을 해결하는 마스터키이자 최고의 해법입니다. 역설적이게도 저는 말기 암 환자였지만 지금은 이렇게 참 건강을 누리고 있습니다. 어렸을 때부터 두드러기, 심한 만성 비염, 비염에 따른 귀먹먹증, 기관지, 편도에 문제가 있어 고생을 많이 했고 사회생활을 하면서부터는 여기에 더해 녹내장, 만성 피로와 안구 건조, 눈부심, 발톱 무좀 같은 것까지 있었지만, 암을 계기로 자연치유하면서 이 모든 질환들이 사라졌습니다.

이렇게 말하는 저를 보면 마치 교회 부흥회에 나와서 간증하는 사람처럼 보일 수도 있을 겁니다. 그러나 사실입니다. 극과 극은 통한다고 했던가요. 아이러니하게도 저에게 찾아온 암은 제 건강을 되찾게 해준 전환점이 되어주었습니다. 암 진단 이전에 '암에게 고맙다'는 말을 하는 사람이 있다는 걸 들은 기억이 있습니다. 그때 저는 이해도 안 될뿐더러 허무맹랑한 사람으로만 보았습니다. 그러나 이제는 압니다. 암은 저에게 삶의 의미, 참 건강의 의미를 깨우쳐주었고, 그래서 진심으로 고맙다는 것을⋯⋯. 앞으로 저의 삶에 또 어떤 일들이 닥칠지 알 수 없고, 언제까지가 제게 허락된 삶의 시기일지도 짐작할 수 없지만, 지금 건강하게 살아간다는 것, 건강한 삶의 원리를 알게 된 것만으로도 제겐 커다란 의미이고 암이 고마운 이유입니다.

제2장

암은 죽을병도 죽는 병도 아니다

진짜 호랑이 vs 종이호랑이

병원에서 암을 선고받습니다. 흔히 선고받는다고 표현합니다. 법정에서 사형을 선고받듯이 말입니다. 그리고 우리 암 환우들은 언제 나를 잡아먹을까 항상 공포에 떨며 암이라는 호랑이를 마주한 채 살고 있습니다. 사형수가 교도관이 언제 자신을 형장으로 끌고 가 사형을 집행할지 모르는 공포를 가지고 살듯 말입니다.

생쥐를 가둔 다음, 모니터에 고양이를 보여주고 소리를 들려주면 어떻게 되는지 아십니까? 식음을 전폐하고 시름시름 앓다가 죽어갑니다. 이 생쥐를 누가 죽인 것일까요? 모니터 속의 고양이가 죽인 것일까요?

아닙니다. 생쥐 스스로 자신을 죽인 것입니다. 모니터 속의 고양이가 자신을 언제 잡아먹을지 모른다는 공포감에 스스로 죽어간 것입니다. 하지만 그 생쥐가 조금만 똑똑해서 모니터 속 고양이가 자신에게 어떤 해코지도 할 수 없는 화면 속의 고양이라는 실체를 알았다면 어땠을까요?

우리 암 환우들도 이 생쥐의 상황과 전혀 다를 바 없다고 생각합니다. 암이라는 호랑이가 항상 암 환우들 앞에서 언제 잡아먹을까 입맛을 다시며 어슬렁거리지만 사실 이 호랑이는 우리를 전혀 해코지할 수 없는 모니터 속의 고양이, 즉 종이호랑이에 불과할 뿐입니다. 암으로 고통받는 환우분들께서는 이 암이라는 종이호랑이를 진짜 호랑이로 착각해 스스로를 죽이고 있는 것은 아닌지 반드시 살펴볼 필요가 있다고 생각합니다.

암은 환우 자신이 그동안 살아온 방식, 즉 잘못된 생각 습관과 생활 습관 때문에 몸이 피폐해지고 있으며 계속 그렇게 살아간다면 죽음을 피할 수 없다는 경고등 역할을 해줄 뿐, 암 자체가 우리를 죽이려고 온 것은 아닙니다. 물론 그 경고를 죽음의 의미로 잘못 알고 자포자기하거나 반대로 이를 무시하고 잘못된 생각 습관과 생활 습관을 답습한다면 죽음을 피할 수 없을 것입니다.

하지만 그 경고의 의미를 정확히 깨달아 암을 생각 습관과 생활 습관의 개선 기회로 삼는다면 암은 새로운 삶의 계기가 될지언정 절대 죽음의 의미가 될 수 없습니다(저는 확신합니다). 1996년 암 장기 생존자를 다룬 언론 기사에 의하면, 생존자들의 98.5%가 자신이 반드시 생존할 거라는 사실을 의심하지 않았고, 미국의 통계 조사 역시 96%가 자신이 살 거라는 확신과 함께 자신이 살아야 할 이유가 있었다고 이야기합니다.

암에 대한 죽음의 공포만 이겨내도 암 정지나 치유가 가능한 이유는 암 환우가 자신이 아는 범위에서 건강을 위해 최선을 다하기 때문입니다. 예를 들어 현대 의학적 치료를 모토로 하든 자연치유를 모토로 하든 기본적으로 암 환우분들 가운데 끼니를 정크 푸드로 때우는 사람은 거의 없습니다. 술, 담배도 끊고 안 하던 운동도 시작합니다. 즉 기본적인 생활 습관의 개선 노력이 있기 때문에 가능한 것입니다. 다시 말해 자신의 건강성 회복 노력이 동반되기에 가능한 것입니다.

암의 원인은 셀 수 없이 많지만 기본적으로 암은 과로와 더불어 지속적인 스트레스의 누적이 우리 몸의 자율 신경 체계에 이상을 일으켜 세포 대사 체계를 망가뜨리고, 이에 수반되는 염증과 지속적인 저산소, 저체온, 고혈당의 내부 환경이 우리 몸의 암에 대한 방어 체계의 붕괴를 초래해 생깁니다. 그런데 스트레스의 극단인 암이 주는 죽음의 공포는 그렇지 않아도 망가진 환우 몸의 면역 체계와 대사 체계에 치명적인 타격을 가합니다.

그 때문에 병원에 걸어서 들어간 환자가 암 선고를 받고 기어서 나온다는 말도 있습니다. 또 수술이 가능하다는 말을 듣고 수술실로 들어갔는데 배를 열어보니 손도 못 쓸 상황으로 암이 번져 있어 그냥 덮고 나오는 경우가 허다한 이유가 이 때문인 것입니다.

암은 만성 질환 중의 만성 질환입니다. 결코 그렇게 짧은 시간에 확 퍼질 수 없는데도 암에 대한 공포가 그 환우의 면역 체계와 대사 체계에 치명상을 가하면서 암이 짧은 시간에 어떤 제한도 받지 않고 '쫙~ 쫙~ 퍼지게' 되는 것입니다.

저는 "암을 이길 수 있다는 긍정적인 생각을 갖자~", "치유될 수 있다는 확신으로 치료에 임하자~" 뭐 이런 말을 하고 싶은 것이 아닙니다. 물론 이런 생각도 중요하지만 진실을 말하고 싶은 것입니다. 암은 나를 죽일 수 있는 진짜 호랑이가 절대 아닙니다. 암은 나를 죽이러 온 악마 같은 존재가 아니라는 것입니다.

암이 나를 죽이러 온 진짜 호랑이가 아니라는 인식이 중요한 이유는 암에 대한 그동안의 잘못된 관념 즉 암은 곧 죽음이라는, 암에 대한 죽음의 공포를 가지고 있는 상황에서는 어떤 치료도 효과가 없고 설령 효과가 있다 해도 일시적일 뿐이기 때문입니다.

암이 주는 죽음의 공포를 극복하는 게 중요하다는 말을 하면 이런 말을 하는 분이 종종 계십니다.

"저는 죽는다는 것에 대한 공포, 그런 거 없습니다. 그냥 씩씩하고 꿋꿋하게 잘 지냅니다."

제가 여기서 말하는 것은 의식적인 생각, 사고, 태도만을 말하는 것이 아닙니다. 우리 몸의 자연치유력, 면역력에 영향을 미치는 것은 사실 무의식이 90%를 차지합니다. 제가 진정 말씀드리고 싶은 것은 겉보기에는 암에 초연한 듯한 포기, 체념도 아니며 의식적으로 암이 무섭지 않다는 생각, 이런 의식적인 노력을 하라고 이 글을 쓰는 것이 아닙니다(물론 이런 노력도 필요합니다).

자연치유에 대한 공부와 노력을 통해 암의 진실과 실체를 알고 나면 가슴 깊은 곳 무의식의 세계에서부터 암은 죽는 병이 아니며 자연치유된다는 확신을 갖게 됩니다. 암의 자연치유가 나에게도 일어날까? 가능할까? 조금도 의심하지 않게 됩니다.

내 몸에 작은 상처가 났을 때 우리 몸의 상처 치유 반응에 의해 자연스럽게 아물 것을 의심하지 않듯, 암은 내 몸의 암에 대한 방어 체계를 세우는 일정 노력만 해주면 암이 치유되는 것이 너무나 지극히 당연한 일임을 이해하게 됩니다. 그런 이해를 통해 암에 대한 죽음의 공포를 극복하고, 내 몸의 건강성을 회복하는 노력을 통해 암이 치유될 수 있음을 확신하게 되는 것입니다.

우리 환우분들이 가짜 호랑이에 속아 모니터 속 고양이 앞의 생쥐가 되는 우를 범하지 않길 간절히 바랄 뿐입니다.

암은 삶의 끝이 아니다

누구나 암을 선고받으면 너무 절망한 나머지 죽음을 생각하게 됩니다. 저 역시 예외는 아니었습니다.

하지만 공부하면서 알게 되었습니다. 그리고 우리는 알아야 합니다, 진정한 암의 의미를.

암은 날 죽이기 위해 바이러스처럼 외부에서 침투한 괴물이 아닙니다. 암세포도 내 몸의 세포이고 나의 일부인데 왜 자신을 죽이려 할까요? 그리고 나는 내 몸의 세포들이 왜 나를 죽이려 한다고 생각할까요? 어쩌면 암세포들이 나에게 무언가 간절히 하고 싶은 이야기가 있는 건 아닐까요?

여기서부터는 직관의 영역일 수도 있지만 내 몸의 세포들이 날 죽이기 위해 일부러 암세포로 변한다고는 존재학적 의미로는 도저히 설명될 수도, 상상할 수도 없습니다. 그동안의 잘못된 생활 습관의 누적된 적폐가 암으로 나타난 것일 뿐입니다. 그기에 암은 그동안 잘못된 나의 생활 습관을 바꾸어야 한다는 '마지막 외침'인 것입니다.

어느 누구도 영적으로든 현실적으로든 충만하고 만족하고 살기 좋은데 자살하거나 자해하는 등 스스로를 해하지 않습니다. 구조적으로 삶을 지속하기 힘든 어떤 문제가 있기 때문에 그 상황에선 차라리 죽는 게 더 이득이고 편하다는 생각에서 스스로를 해하는 것일 겁니다. 오히려 삶을 마감하는 게 덜 고통스럽다는 생각에서 말입니다.

암세포도 분명 이유가 있을 것입니다. 아무 이유 없이 종국엔 자기 스스로를 죽이는 짓을 하진 않을 것입니다. 나는 느끼지 못하지만 지금 내 몸속의 세포들은 차라리 죽는 게 더 나은 극한의 상황(저산소, 저체온, 고혈당과 노폐물에 찌든 세포가 살아가기 어려운 환경)일지도 모릅니다.

우리가 알아야 할 것은 그것입니다. 암세포들이 나에게 전하고자 하는 간절한 외침들!

암과 마주치자마자 우리는 그 흉측한 모습에 이야기 들어볼 생각도 않고 기겁해서 도망가기(수술, 항암과 방사선 치료) 바쁘지만 암은 날 죽이려고 달려드는 것이 아니라 지금처럼 잘못된 생각 습관과 무리한 생활 습관을 지속하면 우리 모두 죽을 수밖에 없으니 제발 그러지 말아달라고, 살려달라고 그 외침을 전하러 나에게 달려오는 것입니다. 암은 오히려 나를 살리고자 하는 마지막 외침입니다.

그 외침을 제대로 듣는다면, 그리고 그 뜻을 받아들인다면 더 이상 돌이킬 수 없는 상황으로 가기 전에 그동안의 잘못을 깨달아 암에게 오히려 고마워하며 편한 맘으로 그동안의 나의 생각, 삶의 방식을 바꿀 것이고 반대로 암을 상종조차 하기 어려운 흉측한 괴물로 받아들인다면 암세포들을 피해 다니기(수술, 항암, 방사선) 급급해서 근본적인 건강성을 파괴할 정도로 과도한 치료를 받게 될 것입니다. 거기에 더해 죽음의 공포에 절어, 나의 삶은 없어지고 삶 자체가 고통으로 점철되어 오히려 자신의 몸은 점점 더 망가질 것입니다.

나에게 절박함을 알리려는 암의 외침, 그 의미를 받아들이고 삶의 방식을 바꾼다면 당연히 암이 무서울 이유가 없고, 암은 존재 이유가 없어져 착하고 순한 양 같은 존재(정상 세포)로 되돌아갈 것입니다.

정말 뼛속 깊이 이 의미만 알고 이해한다면 암 진단은 오히려 잃어버렸던 건강성을 찾고 더 행복한 삶으로 가는 출발점이 될 것입니다. 암을 무서워하지 마세요. 암을 흉측한 괴물 취급하지 마세요. 암이 진정 나에게 하려는 이야기에 마음 열고 귀를 기울이셔야 합니다.

이 세상에 저절로 알아지는 건 없습니다. 암이 왜 왔는지 진정한 의미를 알기 위해 공부하시기 바랍니다.

진정으로 이러한 암의 의미를 나 자신이 알고 받아들인다면 암은 내 인생의 마지막이 아니라 더 건강한, 새로운 삶의 시작이 될 것입니다.

누구나 암의 자연치유가 가능한 이유

자연치유를 한다는 것, 현대 의학도 포기한 암을 스스로 고친다는 생각 자체가 과연 이것이 가능할까 싶은 의문과 불안감이 들 것입니다. 처음엔 저도 그랬지만 누구나 얼마든지 치유 가능하다는 점을 아는 것이 매우 중요합니다.

타고 가던 자동차 보닛에서 불이 난다면 여러분은 어떻게 대처하시겠습니까? 우선 차에서 내려 안전을 확보한 뒤에 소화기로 불을 끄겠죠. 그런데 이렇게 생각하는 사람이 있을까요? 좀 더 지켜볼까, 혹시 저절로 꺼지지는 않을까?

'불 보듯 뻔하다'란 말이 있습니다. 불은 저절로 꺼지지 않습니다. 불은 물을 뿌리거나 산소를 차단하거나 해서 인위적으로 끄지 않으면 모든 걸 다 태운 뒤에야 꺼질 것입니다.

암도 마찬가지로 우리 몸에 불이 난 것과 같습니다. 아무 노력도 하지 않는다면 이 암이 우리 몸에 다 번져 죽음을 피하지 못하게 될 것입니다.

제가 암에 걸린 것을 불이 난 차에 비유했는데 비유의 장점은 어떤 문제를 이해하기 쉽게 해주지만 단점은 현상의 본질을 정확히 전하지 못한다는 것입니다. 차에 불이 붙으면 반드시 외부에서 꺼야 합니다. 하지만 우리 몸에 암이라는 불이 붙었을 때는 저절로 꺼질 수가 있다는 것입니다. 이런 차이는 무엇에서 기인하는 것일까요? 차에는 자가 소화 시스템이 없지만 우리 몸에는 암이라는 불을 끌 수 있는 자가 소화 시스템이 존재한다는 것입니다.

우리 몸에 암이라는 불을 끌 수 있는 자가 소화 시스템이 있다는 사실을 모르거나 이해하지 못하는 분들이 볼 때는 기적이라 표현하겠지만 이를 알고 있는 사람에게는 당연한 일입니다.

다만 암이라는 불을 끌 수 있는 우리 몸의 자가 소화 시스템은 아무 때나 작동하는 것이 아니라 작동하기 위한 조건이 갖춰져 있어야 한다는 사실입니다(저는 이것을 치유 조건이라 부릅니다). 그 조건이 충족되었을 때 외부의 조력 없이도 스스로 끌 수 있게 됩니다. 그런데 중요한 건 우리 몸은 친사용자 중심으로 만들어져서 그 치유 조건들을 충족하는 방법들이 그리 어렵지 않다는 점입니다. 이것이 저를 비롯하여 누구나 자연치유를 이룰 수 있다고 말하는 이유입니다.

자동차의 구조를 전혀 모르는 제가 운전하는 일이 어렵지 않은 것 역시 자동차가 친사용자 중심으로 만들어졌기 때문입니다. 제가 운전하는 차를 타본 사람들은 '운전을 잘한다'고 합니다. 아주 좁은 골목길도 제 신체의 감각 기관이 차체의 모든 구조에 연결된 듯 편안하고 무난하게 빠져나갑니다. 저는 차와 제 몸이 하나 된 듯 운전이 편합니다.

하지만 저는 자동차의 구조에 대해서는 잘 모르는 사람입니다. 차에 앉아 시동 버튼을 누르면 어떤 전기적 과정을 거쳐 엔진에 점화되어 시동이 걸리는지, 자동차 엔진이 어떤 원리로 움직이는 지도 알지 못합니다. 엔진의 연료 공급 시스템과 점화 시스템, 엔진을 부드럽게 작동시키는 윤활 시스템, 과열을 방지하는 냉각 시스템 등이 어떤 원리로 어떻게 설계되어 작동되는지 알지 못합니다. 그래서 제가 가속 페달을 밟으면 어떤 기계적·전기적 과정을 거쳐 엔진에 산소와 기름이 공급되고 엔진이 가동되어 차가 앞으로 나가게 되는지 전혀 모릅니다.

그런데도 저는 운전하는 데 아무 문제가 없고 불편함이 없습니다. 자동차에 대한 구조적 이해가 운전 실력과는 별 상관이 없기 때문일 것입니다. 역으로 자동차를 만드는 공학박사나 정비사 같은 전문가들이 모두 운전을 잘하는 건 아닙니다. 아마도 어떤 물건을 만드는 일과 그것을 사용하는 일은 전혀 다른 영역이기에 그럴 것입니다.

제가 차의 모든 물리적·전기적·기계적 메커니즘을 이해해야 운전할 수 있다면 저를 포함한 대부분의 사람들에게 운전은 불가능한 일이 될 것입니다. 하지만 그렇지 않습니다. 이와 비슷하게 우리 몸은 매우 복잡하지만 우리 몸의 모든 치유와 관련된 생리 현상을 세포 단위의 차원에서 모든 걸 이해해야 치유 가능한 건 아니라는 의미입니다.

우리 몸은 아주 웰메이드하게 만들어져 몇 가지 작동법만 알면 누구나 편하게 운전할 수 있는 차처럼 친사용자 중심으로 만들어져 아주 간단한 치유 조건과 그 조건들을 충족하는 방법론만 이해하면 누구나 치유를 이룰 수 있습니다. 저는 암에 대한 완벽한 방어 시스템이 탑재된 제 몸을 다시 작동시킬 수 있는 방법을 이해하고 동작시켰을 뿐입니다. 자동차가 누구나 운전하기 편하게 만들어진 것처럼 우리 몸도 누구나 저같이 평범한 사람도 온전한 치유를 이룰 수 있게 만들어져 있습니다.

따라서 잘 만들어진 명품 차를 놔두고 제가 조잡한 퀵보드를 만들어 탈 이유는 없는 것처럼 암에 대한 완벽한 통제 시스템을 갖춘 우리 몸을 놔두고 암세포를 다 없앨 방법도 없으면서 정상 세포, 암세포 가리지 않고 대충 다 죽이는 조잡한 치료법이나 항암제에 목맬 필요가 없습니다. 물론 퀵보드도 쓸모가 있습니다. 좁은 골목길을 다닐 때는 퀵보드가 더 적합할 수 있습니다. 생긴 암을 없애는 항암제도 필요할 때만 이용하면 될 뿐입니다. 하지만 고속도로를 퀵보드 타고 다닐 수 없는 것처럼 현대 의학적 치료만으로는 치유를 이룰 수 없습니다.

좀 더 구체적으로 암을 치료하는 영역에서 그 이유를 살펴보자면, 현대 의학은 암을 치료하기 위해 성능 좋은 항암제를 개발해 왔습니다. 엄청난 전문성과 자본이 투여되었을 것입니다. 그러나 그 약은 암세포를 죽이는 독성을 발휘함으로써 '암을 없애는' 1차적 목표는 달성하지만 다양한 부작용과 한계를 노출시키고 있습니다. 암세포가 아닌 정상 세포까지 공격하여 환자의 몸 상태는 바닥까지 떨어집니다. 항암제 내성도 그 한계들 가운데 하나일 것입니다.

그런데 저는 이런 현대 의학적 솔루션보다 훨씬 효율적이고 완벽한 치유제가 있다는 걸 알게 되었습니다. 다름 아닌, 우리 몸에 탑재된 암에 대한 다층 방어 시스템입니다. 우리 몸은 본래 암에 대한 방어 시스템을 갖추고 있습니다. 그것이 다양한 조건과 요인에 의해 망가졌을 뿐, 본래의 항암과 치유 성능에 있어서는 현대 의학이 개발한 그 어떤 항암제도 따라올 수 없습니다. 그야말로 내성 걱정 없는 최고의 항암 시스템이 기본 옵션으로 장착되어 있었던 것입니다. 그렇게 나의 몸은 이미 너무나 훌륭하게 잘 만들어져 있었습니다.

저처럼 그 몸을 제대로 쓰지 못해 암이 생겼어도 덩어리진 암도 녹여 없앨 완벽함이 제 몸에는 있었던 것입니다. 이것이 잘못된 생활 습관으로 잠시 무너졌을 뿐 우리 몸은 기본적으로 회복, 복원되려는 성질이 있습니다. 그렇기에 병원에서 시한부 선고를 내린 말기 암 환자였던 제가 본래의 치유 시스템을 복원하기 위해 애쓴 결과, 암을 치유할 수 있었던 것입니다. 이것은 기적이 아닙니다.

상처가 났을 때 시간이 지나면 상처가 아무는 것을 사람들은 당연히 여깁니다. 하지만 이는 당연한 것이 아닙니다. 상처 회복 메커니즘이 작동하는 건강한 사람에게는 상처가 낫는 것이 당연하지만 당뇨병 환자의 경우 발에 생긴 작은 상처가 아물지 않아 당뇨 발이 되고 심하면 발을 잘라내는 경우가 비일비재합니다. 어떤 치료나 어떤 약을 써도 궁극적으로 이를 막지는 못합니다. 상처가 아무는 것은 약이나 치료를 통해 이루어지는 것이 아니라 우리 몸의 상처 치유 조건이 충족될 때만 가능한 일이기 때문입니다.

마찬가지로 우리 몸에서는 매일매일 암세포가 생기지만 건강할 때는 생기는 족족 없애왔기 때문에 환자가 되지 않았던 것입니다. 건강할 때 주기적으로 항암 치료를 했기 때문에 암 환자가 안 된 것이 아닙니다. 암 환자가 된 것은 이렇게 암세포가 생기는 족족 없애는 우리 몸의 다양한 암에 대한 방어 체계가 건강성이 무너지면서 작동 불능 상태가 되었기 때문입니다. 암에 대한 방어 체계를 다시 세우지 않고는 병원에서 어떤 치료, 약에만 의존할 때 일시적으로는 가능할지 모르지만 궁극적으로는 암의 진행을 막을 수 없습니다. 오직 우리 몸에 내재된 암에 대한 방어 체계의 복원을 통해서만 근본적으로 막을 수 있는 것입니다.

따라서 암 진단을 받았다면, 자기 몸속에서 작동하는 암의 자가 치유 시스템이 무너져 생긴 것임을 깨닫고 그렇게 된 요인이 무엇인지를 찾아 그것부터 바꾸는 것이 최우선이 되어야 합니다.

그리고 앞서 설명한 대로 이 과정은 엄청난 전문성이 필요하지도 않습니다. 그렇기에 저 같은 평범한 개인이 말기 암에서 벗어날 수 있었던 것입니다.

원래 우리 몸은 그만큼 완벽하게 잘 만들어져 있었던 것이고, 저는 공부를 통해 그렇다는 사실을 알게 되었을 뿐입니다. 이해한 바에 따라 치유 청사진을 수립하니, 제 몸에 서식하던 암세포들이 자연스럽게 사멸되었고, 저는 이전보다 더 건강한 몸으로 새로운 인생을 살아가고 있는 중입니다.

중요한 건, 제대로 된 방향 설정과 의지만 있다면 이런 일은 누구나 할 수 있다는 점입니다. 의학적으로 아무 지식도 없던 평범한 남자가 자연치유를 통해 말기 암을 극복할 수 있었던 것은 운이 좋아서 일어난 특수한 사례가 아니라, 우리 몸에 그러한 완벽함이 내재해 있었기에 가능했던 것입니다. 따라서 지금부터라도 우리 몸을 타고난 원래 그 모습대로 잘 사용하면 놀랍게도 스스로 수리하는 능력이 발휘되는 자가 수리 시스템이 얼마든지 복원 가능합니다.

이것이 누구나 암의 자연치유가 가능한 이유입니다.

치유는 필수, 치료는 선택

저는 암 환우분들을 대상으로 강의하면서 가끔 질문합니다. 치료와 치유의 차이를 아시냐고요? 대부분 잘 모르시더군요.

질병을 낫게 한다는 사전적인 의미는 비슷하지만 치료는 증상을 없애는 것이고, 치유는 원인을 없애는 것입니다. 이렇게 말씀드려도 그게 무슨 차이인가 하실 겁니다. 치료는 증상(암의 경우 수술, 항암, 방사선 등 암 덩어리 제거가 증상 치료에 해당)만을 없애는 것이고, 치유는 원인(무너진 건강성, 저산소, 저체온, 고혈당의 암화된 몸 상태)을 없애 암세포가 살 수 없는 환경을 만들어줌으로써 결론적으로 증상도 없애는 것입니다.

치료는 증상만을 일시적으로 없앤 것이기에 당연히 그 증상을 만든 원인은 그대로 남아 있어 다시 증상이 나타나는 것(암의 경우 재발)은 불을 보듯 뻔한 일이죠. 하지만 치유는 그 증상을 만든 원인을 없앰으로써 증상을 사라지게 한 것이기에 재발하지 않는다는 게 가장 큰 차이입니다.

한 가지 질문을 더 하고 싶습니다. 그럼 우리는 치료를 해야 할까요? 치유를 해야 할까요?

답은 치유 노력은 필수이자 기본이고, 치료는 선택입니다. 좀더 자세히 말하면 치유 노력을 기본으로 최대한 전력투구하면서 상황에 따라, 즉 자연치유를 하기 어려운 상황이거나 필요할 때만 최소한의 범위로 치료를 병행하는 것이 우리가 구하는 정답에 가장 근접한 답일 것입니다. 우리에게 고통을 주는 증상은 그 자체로 치유를 방해합니다. 그래서 참기 힘들거나 치유 노력을 할 수조차 없는 응급 상황은 유효적절한 치료를 통해 증상을 없애고, 그 증상이 일시적으로 사라져 치유 노력을 할 수 있게 되었을 때 그 증상의 근본 원인을 없애는 치유 노력에 매진하면 결국에는 치유를 이룰 수 있을 것입니다.

현대 의학과 병원은 어디에 해당할까요? 바로 치료에 해당합니다. 그럼 자연치유는 어디에 해당할까요? 자연치료라고 하지 않고 자연치유라고 하는 이유가 있는 것입니다. 특히 세포 변질이 원인인 현대병은 병원에서 치유할 수 있는 병이 아닙니다. 치유 노력을 할 수 없을 만큼 참기 힘든 고통이 있거나 응급 상황인 경우 병원 치료를 통해 급한 증상을 일시적으로나마 없애고 치유 노력이 가능한 그사이, 우리는 세포를 건강하게 만드는 총체적 자연치유 노력을 통해 그 병의 근원을 없애는 노력을 기울여야 그 병이 재발하는 고통을 피해갈 수 있을 것입니다.

그렇기에 병원 치료와 자연치유는 대척점에 서 있는 대상이 아닙니다. 양자택일의 대상이 아니라는 얘기입니다. 그래서 저는 암의 경우 자연치유를 주장하지만 병원 치료도 부정하지 않습니다. 감염, 응급, 진단, 외과적 처치 등 증거주의 의학 개념을 바탕으로 발전한 현대 의학의 장점이 있습니다. 그 장점들을 유효적절하게 이용한다면 더 효율적으로 얼마든지 근본적인 치유를 이루는 많은 도움을 받을 수 있습니다. 따라서 병원 치료가 옳다, 자연치유가 옳다며 갑론을박하는 것을 저는 이해할 수 없습니다.

이는 자연치유에 대한 기본적인 이해가 없다고밖에 생각되지 않습니다. 치유 노력은 건강해지는 것이 목적이고, 건강한 사람도 건강을 위해 여러 가지 노력을 하는데 암 환자가 치유 노력, 즉 건강해지려는 노력을 해야 하는 건 너무나 당연한 일이고 기본입니다. 이를 가지고 갑론을박하는 것을 이해할 수가 없습니다. 아마 자연치유를 항암 대신 하는 치료로 이해하기에 그럴 것입니다.

여러 증상으로 고통받으면 자연치유가 힘들어집니다. 현대 의학을 통해 그 증상을 없애면 원인을 없애는 자연치유 노력에 집중할 수 있어 근본적인 치유를 이루는 데 도움이 됩니다. 따라서 암(기타 세포 변질이 원인인 현대병 포함)은 세포 변질의 원인을 없애는 자연치유 노력을 기본으로 삼고 자연치유 노력을 방해하는 증상이 심할 때는 그 증상을 없애는 치료를 병행하다가 환자를 괴롭히는 증상이 없어졌을 때 근본 원인을 없애는 치유 노력을 더 적극적으로 해야 합니다. 이런 노력은 너무나 당연한 환우들의 선택이 되어야 할 것입니다.

그럼 여기서 또 하나의 결론이 나옵니다. 치유의 주체는 환자 자신이지만 치료의 주체는 의사입니다. 치료 영역은 전문가인 병원의 의사 선생님에게 맡기면 됩니다. 우리가 지금부터 아무리 열심히 공부한다고 해도 의사 선생님보다 그 증상 치료법에 대해 더 잘 알 수는 없으므로 그냥 의사 선생님의 전문성을 이용하면 됩니다.

그럴 시간에 우리가 공부하고 노력해야 할 것은 어떻게 생각 습관과 생활 습관을 개선하여 근본 치유를 이룰 것인가를 고민하는 일입니다. 그래서 우리 환우분들은 병원 치료(자기가 받을 치료법에 대해 받아야 할지 말아야 할지를 판단할 정도의 기본적인 이해는 필수)가 아니라 자연치유법에 대해 더 많은 공부에 집중해야 합니다. 그(자연 치유) 안에 암을 극복할 치유의 답이 있기 때문입니다.

치료는 효과가 있어야 하고 그 효과가 부작용보다 클 때만 선택하고 이용하는 영역입니다. 저는 뼈 통증이 있을 때는 진통제가 듣지 않아 진통제를 먹지 않았지만 자연치유 노력을 통해 뼈 통증이 사라져 활동이 가능해진 이후 활동을 시작하면 5분도 안 돼 온

몸에 식은땀이 나면서 통증이 몰려왔습니다. 그때 진통제를 먹으면 정말 신기할 정도로 통증(뼈 통증이 아닌 통증은 진통제가 잘 들었습니다)이 사라졌습니다. 진통제(치료)가 몸에 좋을 리 없지만 통증이 사라진 이후 적극적인 치유 활동(치유)을 했고, 한 달 반 만에 그 통증도 사라졌습니다. 진통제의 진통 효과(치료)만 보고 불편한 문제가 없다 판단해서 가만히 있었다면, 즉 치유 노력을 하지 않았다면 진통제 복용량은 갈수록 늘었을 테고 효과도 점점 줄어들었을 겁니다.

세포 변질이 원인이 되는 현대병은 총체적인 치유 노력을 기본으로 상황에 따라 최소한의 범위에서 유효적절한 치료를 받는다면 최선의 결과가 있을 것이라 믿습니다.

치료는 반드시 반대급부, 즉 부작용이 있기 마련입니다. 부작용은 병의 원인을 강화하고 치유를 방해합니다. 그래서 총체적 치유 노력을 기본으로 하면서 불필요한 치료는 금하되, 하더라도 근본적인 건강성을 해치지 않고 치유를 방해하지 않는 범위 안에서 가장 최소한으로 했을 때 가장 빠른 치유를 이룰 수 있을 것입니다. 의사는 치료만 해줄 뿐이고, 치유는 자기 몫임을 잊지 말아야 합니다.

항암과 방사선 치료의 진짜 의미

아내의 친한 직장 동료가 2012년 겨울 무렵 유방암 진단을 받았습니다. 2013년 봄에 그 동료가 항암 치료 때문에 입원 중인데 친한 언니니까 병문안 가서 좋은 얘기 좀 해달라고 아내가 졸라서 같이 갔더랬습니다. 책 두 권을 챙겨 가지고…….

만났을 때 다행히 우울해 보이지도 않았고 가족들의 심리적 지지도 잘 받고 있었고, 특히 항암 결과가 좋아서 밝은 분위기였습니다. 말을 들어보니 그분은 병원에서 하라는 대로 하는 게 최선이라는 주의였습니다. 그래서 간단히 책 건네주고 항암 끝나면 몸 관리 잘하라는 덕담을 해주고 왔습니다.

그런데 2013년 가을쯤에 요즘 그분 어찌 지내냐고 물으니까, 마지막 항암 후 감염이 와서 시력과 의식을 잃고 투병하다 죽었다고, 혹시 나에게 심리적으로 안 좋은 영향을 끼칠 거 같아 말하지 않았다고 하더군요. 더 자세히 들어보니 병원에서 결과가 좋으니 항암을 한 번만 더 하면 완전히 암을 없앨 수 있을 거 같다며 한 번만 더 하자 해서 기존 스케줄을 다 마쳤음에도 한 번 더 항암을 하게 됐는데 그게 문제가 됐다고, 남편이 병원에서 하자는 대로 다 한 걸 너무 원통해하더랍니다.

참…… 뭐라 말하기가 힘들었습니다.

2014년 봄에 아산병원으로 가는 길에 어떤 남자가 피켓을 들고 1인 시위하는 모습을 봤습니다. 간단히 읽어보니 멀쩡하던 어머님이 항암 치료를 받다가 갑자기 돌아가셨는데 그 과정에서 종양내과 의사의 행태에 분노를 느꼈던 거 같습니다. 병원 앞에서 하다 바로 쫓겨나 후문에서 1인 시위를 하고 있었습니다.

종양학 교과서에 진행 중인 암은 고칠 수 없다고 기술돼 있습니다. 그리고 의사들도 이 사실을 너무나 잘 알고 있습니다. 과학자들은 지난 30년 동안 암 생존율은 평균적으로 한 달 늘어났을 뿐이라고 방송에서 말씀하시면서 이미 암과학자들 사이에서 앞으로도 암은 근본적으로 정복할 수 없다는 게 이미 내려진 결론이라 했습니다. 진행 중인 암은 보이지는 않지만 몸 여기저기 이미 침범해 있기 때문에 재발하는 건 시간문제일 뿐 불문가지로 봅니다. 항암제는 암세포를 일부 없앨 수는 있으나 전부 없앨 수는 없기 때문입니다. 설령 전부 없앤다 해도 원인은 그대로 있기에 재발을 막을 수는 없습니다. 어차피 건강한 사람도 이상 세포는 계속 생깁니다. 의사 입장에서 내린 결론은 "암 치료는 해도 죽고 안 해도 죽는다"입니다. 내가 받는 항암 치료의 정확한 의미를 알아야 합니다. 항암과 방사선 치료는 절대 내가 앓고 있는 암이라는 병을 근본적으로 고쳐주는 치료가 아닙니다. 그렇게 믿고 의지하며 방심하는 순간, 게임은 끝나는 것입니다.

거의 패턴입니다. 암 초기에 발견해 수술과 항암·방사선 치료 받고 병원에서 완치됐으니 예전처럼 생활하세요, 라는 말에 다 나은 것으로 믿고 생활하다가 1~3년 후 어디가 아파서 검사하니 재발했다는 겁니다. 항암 방사선으로 면역 체계가 무너진 상태에서 재발할 때는 다발성으로 나타나는 경우가 많습니다. 항암과 방사선은 여명이 자연치유의 효력이 생기기까지의 시간을 기다릴 수 없는 경우 암의 기세를 일시 꺾어 자연치유력이 발생할 때까지의 시간을 버는 것일 뿐, 결코 암을 치유하는 수단이 되지 못합니다.

암 자체는 결과이지 원인이 아니기 때문에 암을 잘라내고 태워 없애버린다 해서 암이 치유될 리 없습니다. 보이는 암을 우선 빨리 없애는 게 중요한 일이 아닙니다. 너무 조급해할 필요는 없다고 봅니다. 어차피 건강한 사람도 매일 이상 세포가 생깁니다. 우리 몸이 이를 컨트롤할 능력이 없어진 것이 근본 문제이므로 덩어리진 암을 없앤다고 문제가 해결되진 않는 겁니다. 고장 난 수도 꼭지는 그냥 둔 채 바닥에 흥건한 물을 완벽하게 닦아냈다고 해서 이젠 물 찰 일이 없을 거라고 생각한다면 어리석기 짝이 없는 노룻입니다.

현대 의학이 인간 전체를 보지 않고 암세포 속으로 들어가버린 것이 가장 큰 오류가 아닌가 싶습니다. 1994년 미국 암과학자들은 암세포 하나를 100명의 과학자가 못 당할 만큼 변화무쌍하다며 두 손을 들었습니다. 암이 생긴 몸의 환경을 도외시한 채 암세포를 일일이 쫓아다녀서는 승산이 없습니다. 과연 전신 질환인 암을 장기별로 수없이 많은 파트로 나눠 사람을 기계 장치처럼 다뤄서 치료하는 것이 맞는 일인지 심각하게 고민해볼 문제입니다.

그럼 현실적으로 어떻게 해야 할까요? 이렇게 말하는 저 자신조차도 6개월간(수텐 처방량의 50% 복용, 4주 복용 2주 휴식으로 실제 복용 기간은 4개월임) 예정하고 복용했지만 6개월 됐을 때 항암제를 끊는 일이 쉽지 않았습니다. 불안한 마음에 지푸라기라도 잡고 싶은 환자 입장에서는 어려운 문제입니다. 자연치유 노력을 기반으로 하고 항암은 필요할 때 최소한으로만 이용한다면 가장 이상적인 조합이라 생각합니다.

심리적으로 받아들이기가 정말 어렵다면 항암과 방사선 치료를 하되 끝까지 가선 안 된다는 점만은 분명히 알고 있어야 합니다. 야구 경기에 비유한다면 현대 의학적 치료에 나를 맡겼을 때 경기는 끝나지 않습니다. 경기에서 지거나 연장전에 들어갑니다. 언제까지 내 몸을 암과 항암제의 전쟁터로 황폐화시킬 순 없지 않습니까? 항암제가 암을 치유할 수 없다는 건 확증된 사실입니다. 하면 할수록 효과는 없고 부작용은 커집니다.

종국엔 적어도 9회 말 마무리는 내 면역력과 치유력으로 해결해야 이 지긋지긋한 암을 끝낼 수 있습니다. 항암이나 방사선 치료를 하면 할수록 이 전쟁을 끝내야 할 내 면역 체계는 망가져갑니다. 치유의 길은 점점 멀어져갑니다. 마지막까지 가서 병원에서도 나가달라는 말을 들을 지경이 되면 정말 어렵습니다. 저는 개인적으로 이런 경우도 얼마든지 가능성이 있다고 보지만 이런 어려운 상황까지 가면 안 될 것입니다.

치유 청사진이 수립되기 전까지는 항암과 방사선 치료를 최소한만 하는 것으로 잘 설득해서 의사와 타협하세요. 그리고 최선을 다해 자연치유 노력을 하면서 병의 진행을 막고 병원에서 경과 관찰하는 게, 최선은 아니지만 현실적으로 선택할 수 있는 차선이 아닌가 생각됩니다.

암 생존율의 의미와 치유 적합적 해석법

한 환우분과 상담하는데 지금 식사하고 운동하고 생각하는 데 있어 전혀 문제가 없는 상황이지만 의사가 말한 생존 확률에 절망과 두려움을 넘어 극단의 공포 속에 아무것도 못 하고 무력하게 지내고 계셨습니다. 제가 그분께 생존 확률의 의미와 지금 실질적으로 중요한 것이 무엇인지 설명드렸더니 그제야 웃음을 되찾으셨습니다. 암을 진단받은 환자 입장에서 암 생존율을 어떻게 이해하고 받아들이는 것이 바람직할까요?

많은 암 환우분들과 상담하다 보면 자신이 처한 상황에 두려움을 넘어 절망하고 계신 분들이 많습니다. 가장 큰 이유가 암은 곧 죽음이기에 생존율이 높은 암도 다르진 않지만 특히 생존율이 낮은 암의 경우 더욱 그러합니다. 게다가 전이나 재발 등으로 4기 판정을 받은 경우 그 숫자의 무게는 삶과 죽음을 결정하는 숫자로 다가옵니다.

저 역시 그랬지만 암을 진단받게 되면 누구나 약속이나 한 것처럼 생존율을 검색합니다. 그리고 생존율의 숫자에 절망을 넘어 공포를 느끼게 되죠. 그리고 그 죽음의 공포가 머리와 가슴 속을 계속 맴돕니다. 경우에 따라서는 잠을 이루지 못하고 사시나무 떨듯 떨며 공황 상태에서 벗어나지 못하는 모습도 보게 됩니다. 특히 특정 암종, 복막, 뼈 등 특정 부위 4기나 말기 등 기수에 절망하고 고민하는 분들을 항상 마주합니다.

심정적으로는 충분히 이해되지만 공포와 두려움에서 벗어나지 못하는 모습을 보고 있노라면 안타까울 뿐입니다.

암 환자로 치병하는 사람에게 생존율은 실질적 측면에서는 별 의미가 없습니다. 생존율이 10%인 암이 있습니다. 그 10%라는 생존율의 의미는 내 몸의 90%는 썩어 문드러져 있고 그 냄새를 맡으며 나머지 10%인 '나'가 살아가는 것을 의미하는 게 아닙니다. 마찬가지로 생존율 90%인 암이 내 몸의 10%가 죽어 썩어 문드러져가는 냄새를 맡으며 나머지 90%의 '나'가 살아가는 것을 의미하지 않습니다.

생존율이 90%든 10%든 그 안에 들어가면 나에게는 100% 온전한 생명체로서 존재하는 것이며 생존하지 못할 확률 10%든 90%든 그 안에 속하면 나에게는 0%, 죽음의 결과는 같습니다. 생명은 확률로 존재하지 않습니다. 의사, 의료 정책 당국자, 제약 회사 입장에서는 암 환자들이 확률로 존재할지 모르고 그것이 의미 있을지 모르겠으나 치병하는 당사자인 나에게 이 확률은 아무 의미 없습니다. 나에게는 삶과 죽음이 있을 뿐, 나의 생명은 양자 물리학 사고 실험인 슈뢰딩거의 고양이처럼 확률로 존재하지 않기 때문입니다. 따라서 환자 자신에게 생존율의 숫자는 아무 의미가 없습니다. 그저 생존율이 더 낮을수록 더욱 노력해야 하는 당위성만 제공해줄 뿐입니다.

이렇게 말씀하시는 분도 있을 겁니다. "당신은 뭐가 특별나고 대단하길래 죽음 앞에서 초월한 척해! 당신도 막상 그런 상황에 닥치면 어차피 마찬가지일 거면서……. 어느 누가 그 숫자 앞에서 초연할 수 있겠어? 잘난 체하기는!"

이렇게 생각하시는 분의 마음도 충분히 이해는 하지만 절대 동의하지 않으며 당연한 것도 아님을 꼭 말씀드리고 싶습니다.

저 역시 우리나라 최고 병원의 최고 의사에게 시한부 선고를 받았고, 그러한 선고가 아니어도 온몸으로 감당할 수 없는 통증으로 직접 죽음을 느끼며 지낸 시절이 있었습니다. 단지 당위론적으로 이론적으로 그러지 말자고 말씀드리는 것이 아닙니다.

제가 생존율이라는 숫자에 절망할 필요가 없고, 절망하면 안 된다고 말씀드리는 데에는 그럴 만한 이유가 있습니다. 만약 무작위로 100장의 번호표를 뿌리고 그중 한 장을 추첨하는 방식으로 제가 어떤 노력을 해도 극히 작은 그 확률이라는 숫자에 아무런 영향도 미칠 수 없다면 저 역시 한 인간으로서 죽음의 공포에 무기력해질 수밖에 없었을 것입니다.

하지만 암 생존율은 그런 성격의 확률이 아닙니다. 암에 있어서의 확률은 로또를 사서 1등이 될 그런 기계적 확률이 아니라는 얘기입니다. 암 생존율이라는 건 TV 예능 프로그램 〈1박 2일〉에서 "나만 아니면 돼~"라고 외치며 눈 가리고 아메리카노와 까나리액젓 중 하나를 선택하는 그런 복불복 게임이 아닙니다. 암은 단순히 기계적 확률이나 운이 아니라 나의 치유 노력으로 충분히 극복 가능하다는 점에서 〈1박 2일〉의 복불복과는 전혀 다르다는 점을 말씀드리는 것입니다.

어차피 우리는 그동안의 잘못된 삶의 결과로 암 환자라는 명칭을 받아 이 러시안룰렛 같은 게임에 참여하게 되었지만 벗어날 길이 없는 건 아닙니다. 여섯 발짜리 회전식 연발 권총에 실탄이 한 발 들어 있든 다섯 발 들어 있든 나에겐 큰 의미가 없습니다. 나에게는 살거나 죽는 일만 있을 뿐입니다. 여섯 발짜리 회전식 연발 권총에 실탄이 한 발 들어 있어 꽤 괜찮은, 살 확률 83%라고 해서 과연 내 머리에 대고 총을 쏠 수 있을까요? 확률 게임으로 들어가는 순간, 우리는 치유의 전제 조건인 암의 공포에서 벗어날 수 없습니다.

치유 여부는 상대 평가가 아닌 절대 평가의 영역입니다. 우리는 죽음을 전제로 한 이런 확률 게임에 참여할 이유가 없습니다. 의사는 나를 확률 게임의 한 참여자로 인식하겠지만 나 자신은 스스로를 확률 게임의 참여자로 인식하면 안 됩니다. 왜냐하면 내 목숨이 확률의 영역에 들어가는 순간 죽음의 공포를 벗어날 수 없고, 죽음의 공포 속에서는 내가 원하는 치유 시스템 복구가 영~ 불가능하기 때문입니다. 당연히 내가 원하는 치유는 기대할 수 없습니다. 아이로니컬하게도 이 확률 게임에 참여하지 않는다고 생각하는 사람들만 치유를 이룬다는 점입니다(암 치유자들의 가장 큰 공통점은 병기, 암종에 관계없이 암 치유자들의 98% 이상이 자신이 죽는다 생각하지 않았고 치유를 확신했다는 것이 조사 결과입니다).

그렇다면 나 자신은 적어도 인지적으로 이 생존 게임에 참여하지 않음을 어떻게 알 수 있을까요? 제가 강의 때 믿거나 말거나라고 말씀드린 쾌재를 지를 때입니다. 쾌재가 아니라도 어떤 치유에 대한 확신을 가질 때입니다. 암이 죽는 병도 죽을병도 아님을 깨닫고 쾌재를 지르는 상황에서는 내 목숨이 확률로 존재할 수 없고, 그럴 이유도 없습니다. 구체적으로는 제 강의의 목표인 치유 청사진이 수립될 때 결과에 상관없이 나는 이 확률 게임에서 벗어나 치유의 일상을 살아가는 것입니다.

암을 진단받고 암의 공포와 절망에 절어 죽음만 생각하며 이 상황을 개선하고 벗어날 어떤 실질적 노력도 하지 않고 두려움으로 하루하루를 채워간다면 아무리 높은 생존율이라도 의미 없는 일입니다. 그렇지 않고 지난 파괴적인 삶의 결과로서 암의 의미를 깨닫고 반성한 후 치유 적합적 생각 습관과 생활 습관의 개선 노력을 통해 하루하루를 채워간다면 이 확률 게임에서 벗어날 수 있습니다. 즉 나의 노력 여부에 따라 확률의 영역에서 확실의 영역으로 다가갈 수 있음에도 생존율의 숫자에 빠져 전혀 도움 되지 않는 부정적 감정의 회오리에서 벗어나지 못하는 모습들이 심정적으로는 충분히 이해됩니다. 하지만 이를 극복하기 위해 실질적인 노력을 기울여야 할 소중한 시간들이 부정적 감정들로 허비되는 것을 볼 때 참으로 안타깝다고 느끼는 것입니다.

100명 중 몇 명이 점수가 미달되어 떨어지든 나는 열심히 노력해서 그 절대 기준 점수를 넘으면 되는 것입니다. 아무 노력도 안 하고 시험에 떨어진 사람들과 나를 한데 묶어 확률로 인식할 필요는 없습니다. 따라서 치유를 위한 절대 기준 점수를 많은 사람들이 넘지 못하고 떨어진다 해서 낙담할 일은 아닙니다. 왜냐하면 암의 자연치유는 누구나 가능한 영역이라고 이미 언급했듯이 내가 열심히만 하면 합격할 수 있는데, 다른 사람들이 떨어졌다 해서 그 소중할 시간을 낙담하며 보내야 할 이유가 없기 때문입니다.

중요한 것은 나의 노력으로 나에게 적용되는 생존율의 확률에서 벗어날 수 있다는 점입니다. 생존율이 1%라도 나의 노력 여하에 따라 나에겐 100%가 될 수 있습니다. 생존율 99%라도 파괴적인 삶을 이어간다면 나에게는 0%로 수렴해갈 것입니다. 왜냐하면 나의 삶과 죽음은 확률로 나눌 수 있는 대상이 아니기 때문입니다.

제가 처음에 암 진단을 받고 나서 살기 위해 치유를 이룬 사람들이 행한 방법론을 좇으려 할 때 도저히 선택할 수가 없었습니다. 제 소중한 목숨을 극히 작은 확률에 맡길 수는 없었기 때문이었습니다. 그래서 근본적인 치유책에 대해 공부할 수밖에 없었습니다. 그리고 저는 치유 청사진 수립하에 우리 몸의 치유 조건들을 충족시키는 제대로 된 자연치유 노력을, 치유 여부가 "확률의 영역에서 확실의 영역으로 가는 과정이다"라고 표현합니다.

암 진단을 받은 후 그저 암이라는 죽을병에 걸린 걸 한탄하며 암종, 기수에 눌려 절망만 하고 있는 모습을 볼 때 참으로 안타까울 뿐입니다. 암은 죽을병도 죽는 병도 아니며 암종, 병기, 발병 부위에 관계없이 과거의 파괴적인 삶의 누적이 현재의 암 환자인 나의 모습이고 자연치유 노력이라는 현재의 누적들이 미래의 건강한 나로 나타날 것임을 안다면 아주 작은 시간도 낙담과 절망에 쓸 수는 없습니다.

의사 선생님께 듣거나 찾아보거나 하면서 내 삶의 연속성이 확률의 숫자로만 존재하는 것으로 인식하는 분이 많으실 줄 압니다. 그러면 그 숫자를 실질적으로 어떻게 이해하고 해석하고 받아들이면 될까요?

우선 생존율이 상대적으로 높은 착한 암이나 조기 암에 대해 말씀드리겠습니다. 많은 경우 그나마 다행이다 하며 안심하는 분도 계실 것이고, 내가 그 작은 확률에 들어가면 어떡하나 두려워하는 분도 계시겠죠?

제가 암에 걸린 것을 무시무시한 러시안룰렛 게임에 비유했지만 어쨌든 암을 진단받아 그 게임에 참여할 수밖에 없다는 점은 참으로 안타까운 일이 아닐 수 없습니다. '나'란 개인의 입장에서는 커다란 충격이 아닐 수 없습니다. 앞서 언급했지만 여섯 발짜리 탄창에 단 한 발 실탄이 장전된, 83%의 꽤 괜찮은 생존 확률의 러시안룰렛 게임을 한다면 과연 그 총을 내 머리에 대고 쏠 자신 있으신가요? 아니, 100발 중 단 한 발이 실탄이라도 그 총을 쏠 수 있겠습니까? 그 총에 총알이 몇 개 들어 있어서 몇 퍼센트의 확률이라는 것이 중요한 게 아닙니다. 내 목숨을 어떤 확률에 맡길 수는 없습니다. 그런 게임에 참여해서는 안 됩니다. 그럼 이 확률 게임에서 벗어나려면 어떻게 해야 할까요? 밀도 높은 학습과 전업치병을 통해 암에 대한 방어 체계, 치유 체계를 다시 세우는 노력, 즉 확률의 영역에서 확실의 영역을 추구하셔야 합니다.

암은 암 덩어리 그 자체가 원인이 아닙니다. 암은 결과일 뿐 그 자체가 원인이 아니라는 얘기입니다. 아무리 초기 암이라 하더라도 그 원인을 제거하지 못하면 재발, 전이되어 4기 암이 되는 것은 시간문제입니다. 많은 사람들이 겪은 과정이기도 하고요.

그렇기에 난 초기 암이고 대부분 낫는다고 하여 그 확률에 안주하시면 안 됩니다. 암의 의미는 지금 삶의 방식으로는 나란 생명체가 지속 가능하지 않다는 것을 의미하므로 병원에서 보이는 암 없앴다고 해결된 것이 아님을 깨닫고 암 진단을 기존의 내 삶을 바꾸는 총체적인 계기로 삼아야 할 것입니다. 그렇다면 확률적인 생존이 아니라 이전에 나를 괴롭히던 온갖 잡병에서 벗어나 이전과는 다른 건강한 제2의 삶의 계기가 되는, 그야말로 암이 축복이 되는 전형적인 케이스가 될 것입니다.

이와 반대로 지금 높은 기수와 극히 낮은 생존 확률을 받아 들고 힘겹게 치병하고 계신 분의 경우입니다. 그 숫자는 별 의미가 없습니다. 어차피 암은 종국에는 'All or Nothing'입니다. 그저 생존율이 더 낮을수록 더욱더 노력해야 하는 당위성만 커질 뿐입니다. 중요한 것은 누군가 내 이름이 들어간 제비뽑기를 하고, 나는 피동적으로 그 결과에 따라 내 운명이 결정되는 그런 게임이 아니라는 점입니다.

성공한 사람들을 리서치한 바에 따르면, 성공한 사람들의 가장 큰 공통점 중 하나가 절망적인 상황에서도 결코 남 탓을 하거나 상황, 환경 탓을 하지 않는다는 것입니다. 왜냐하면 남 탓, 환경 탓을 하는 순간 지금의 현실을 바꿀 수 있는 동력은 사라지고 무기력에서 벗어날 수 없기 때문입니다. 현재의 상태는 상수입니다. 상수인 현재 상황에 절망하지 마세요. 이를 극복할 변수는 오직 나의 생각과 노력뿐입니다. 중요한 건 나의 생각과 노력만으로 충분히 극복 가능하다는 사실을 우리는 알아야 합니다. 어렵고 쉽고를 떠나, 결과에 상관없이 당위론적으로 그것은 내가 가야 할 길이고, 어떤 역경 속에서도 성공을 이룬 사람들의 공통점입니다. 암 치병도 이와 전혀 다르지 않습니다.

지금까지 말씀드린 대로 우리 몸의 치유 조건들을 충족시키는 제대로 된 자연치유 노력을 통해 극히 낮은 확률에서 확실의 영역으로 얼마든지 바꿀 수 있다는 점을 치유 사례를 통해 많이 보아 왔습니다. 제 주치의도 그랬고, 치유를 이룬 많은 사람들의 주치의들은 이를 기적이라고 했다는 표현들이 자주 나옵니다.

무슨 놈의 기적이 그리도 자주 나올까요? 기적이 반복되면 지극히 당연한 하나의 자연스러운 현상일 뿐입니다. 이는 기적이 아니라 제대로 된 자연치유 노력을 통해 너무나 당연히 얻는 결과일 뿐이라는 뜻이 됩니다. 그렇기에 제대로 된 총체적인 자연치유 노력을 확률의 영역에서 확실의 영역으로 가는 과정이라고 말씀드리는 것입니다. 이는 확률 차원의 기적이 아니라 확실한 노력의 대가인 것이죠. 우리는 목숨 걸고 확률 게임에 참여할 이유가 없습니다. 정말 그런지를 자연치유에 대한 배움과 학습을 통해, 그리고 종국엔 체험을 통해 꼭 깨달으셔야 합니다.

우리 몸은 굉장히 여유가 많고 엄청난 회복력을 가지고 있습니다. 치유가 일어나지 않는 것은 우리가 그 조건과 방법을 모르거나, 알아도 실천하지 않기 때문입니다. 제대로 된 총체적인 자연치유 노력은 필수입니다. 자연치유는 환자의 전체적인 생활 패턴을 포함해 정신적·정서적·관계적·식이적·신체적(바른 근골격)·환경적인 다양한 치유 조건을 이해하고 이룰 충족시킬 총체적인 노력이 더해질 때 가능한 일이기에 교육과 학습이 필수입니다.

히포크라테스의 금언이 떠오릅니다. "불치병은 없다! 다만 구제 불능인 사람이(못 고치는 습관이) 있을 뿐이다." 내가 치유 적합적 인간이 된다면 불치병은 없습니다. 확률에 나를 걸지 말고 치유될 수밖에 없는 사람이 됩시다.

그러므로 남은 문제는 내가 제대로 된 자연치유를 이해하느냐와 이해한 자연치유를 실제로 내 삶에서 구현하느냐 못 하느냐의 문제인 것이죠. 모든 분들이 확률의 영역에서 확실의 영역을 추구하시길 진심으로 바랍니다.

자연치유에 대한 몇 가지 오해

아직도 많은 사람들이 자연치유를 검증되지 않은 것들을 아무 의심 없이 받아들여 실천하는, 비합리적인 사람들이 하는 민간요법으로 생각합니다. 물론 그분들 나름대로의 타당한 여러 이유가 있고 지금까지 자연치유한다는 사람들이 야기한 측면도 충분히 있습니다. 이를 이야기하기에 앞서 우선 치병에 있어 어떤 선택을 할지는 전적으로 환자에게 선택권이 있고, 어떤 선택을 하더라도 비난이나 야유의 대상이 아닙니다. 암 치병에 있어 그 선택이 현대 의학이든 자연치유든 말입니다(본질적으로 이 둘은 양자택일의 문제가 아니어서 어느 걸 선택해야 할 문제도 아닙니다). 그렇기에 저를 포함해 자연치유를 주창하시는 분이라 하더라도 어떤 이가 자연치유를 선택하지 않고 현대 의학을 선택하고 맹종한다 해서 비판할 일도 아닐뿐더러 해서도 안 될 것입니다.

다만 자연치유의 의미를 곡해하고 자연치유에 대한 몰이해에 근거한 비난을 통해 비합리적이라 낙인찍어 자연치유가 사람들의 관심에서 벗어나 제대로 된 자연치유를 알리고 이해하고 선택할 선택지에 올리는 기회조차 박탈당한다면 참으로 안타까운 일이 될 것입니다.

자연치유에 대한 첫 번째 오해는 다음과 같습니다.

1. 자연치유가 답이면 조선시대 사람들이 지금보다 더 오래 살았겠네.
2. 자연치유하다 치료받을 기회를 놓치면 책임질 수 있나?
3. 내가 응급 상황에서 현대 의학의 도움(수술 등)으로 겨우 살았는데 자연치유했다면 살았겠나?
4. 현대 의학은 임상 등 과학적 근거에서 치료 효과를 찾는 근거주의에 따라 예측 가능하고 가장 합리적이라는 인식에 반해, 자연치유는 비과학적이고 추상적 논리에 기대므로 비합리적이기에 무식하거나 이성적이지 않은 편협된 사고를 가진 사람들이나 선택하는 것이다.

보통 1, 2, 3, 4번의 논리로 자연치유를 비판하는 것 같습니다. 그 외 표현만 다를 뿐 크게 벗어나지 않을 듯싶습니다. 이런 논리로 자연치유를 비판하고 터부시하는 사람들의 주장에는 전혀 동의하지 않지만 충분히 이해합니다. 저 역시 제대로 된 자연치유를 이해하기 전에는 같은 생각이었으니까요. 이해는 하면서도 동의하지 않는 이유는, 자연치유가 현대 의학의 배제를 당연시하는 잘못된 전제를 기초로 하고 있기 때문입니다.

자연치유는 현대 의학, 현대 문명을 배제하고 산속에서 약초 캐먹으며 낫고자 하는 노력이 아닙니다. 현대 의학과 자연치유는 상호 보완적 관계인데, 이 둘을 양립할 수 없는 양자택일의 문제로 생각하는 데에서 오는 오해입니다.

또한 현대 의학이 과학적 근거에 기반하고 자연치유는 비과학적이라는 생각도 과학이라는 개념에 대한 편협함에서 비롯된 오해라 생각됩니다.

좀 더 구체적으로 살펴보겠습니다.

1. 자연치유가 답이면 조선시대 사람들이 지금보다 더 오래 살았겠네.

자연치유는 현대 의학의 배제를 전제로 하지 않습니다. 또한 (산속에서 살아야만 하는) 현대 문명의 배제를 전제로 하지도 않습니다. 현대 의학과 현대 문명을 이용하지 않고, 알 수도 없는 성분의 약초 캐 먹는 게 자연치유가 아닙니다. 자연치유는 암이라는 병에 대한 이해, 인체에 대한 이해를 통해 원인을 없애고 치유력을 극대화하려는 노력입니다.

물론 현대 의학도 장점이 있어 이를 통해 과거 대부분의 사망 원인이었던 감염, 외상, 영양실조에서 벗어나 급격한 수명의 연장이 가능해진 것이고 그 과정에서 현대 의학의 혁혁한 공이 있습니다. 특히 위생 관념이 정립되고 상하수도가 정비되고 공공 의료가 제공되면서 인간의 수명은 빠르게 늘어났는데, 이는 전적으로 현대 의학과 과학의 덕입니다.

하지만 이렇게 수명이 늘어나면서 질병의 양상이 바뀌는데 이것이 세포가 변질되어 생기는 현대병입니다. 세포의 변질이 원인이 되는 현대병은 산업혁명 이후 변화된 환경, 음식, 사회 및 산업 구조, 생활 방식, 교육(입시) 등의 변화에 적응하는 과정에서 수반되는 파괴적인 삶의 패턴의 누적이 우리 몸의 자율 신경 부조화를 가져오고 이에 따른 대사 시스템, 생리 시스템의 교란에서 기인합니다. 이러한 병의 원인 치유는 현대 의학적으로 가능한 게 아니라(맥거번 리포트) 총체적인 자연치유 노력으로만 가능합니다. 즉 세포가 정상적으로 기능하고 살아갈 수 있는 환경 조건의 개선은 약과 수술이 아닌 자연치유 노력을 통해 가능한 것입니다. 한마디로 현대병에 대한 이해 부족에서 나온 이야기입니다.

2. 자연치유하다 치료받을 기회를 놓치면 책임질 수 있나?

자연치유는 현대 의학의 배제를 전제하지 않습니다. 따라서 걱정할 문제도 아니고, 걱정할 필요도 없습니다. 현대 의학은 증상 제거가 목적이고, 이와 관계없이 자연치유는 그 원인을 없애는 노력이기에 당위적으로 해야 하는 영역입니다. 자연치유는 환자 자신이 해야 되는 영역이 있고, 이를 잘하자는 것입니다. 현대 의학을 하지 않는 것이 자연치유가 아니라 자연치유에 노력하다 보면 건강성이 회복되면서 질병이 치유되기에 현대 의학을 이용할 필요성이 없어지는 것입니다. 치료받을 기회를 놓칠까 걱정할 필요는 없습니다. 그것이 그렇게 걱정된다면 모든 현대 의학적 치료를 받으면서 환자 본인이 해야 될 역할인 자연치유 노력을 하시면 됩니다.

3. 내가 응급 상황에서 현대 의학의 도움(수술 등)으로 겨우 살았는데 자연치유했다면 살았겠나?

현대 의학의 진단, 경과 관찰, 감염, 정형외과적 질환, 수술적 조치가 필요한 질병, 응급 상황에서의 처치 등은 현대 의학을 이용해야 할 영역이지 자연치유의 영역이 아닙니다. 응급 상황은 자연치유 노력으로 대처할 영역이 아닌 현대 의학적 처치가 필요한 영역입니다. 자연치유해야 하는 질병과 현대 의학을 이용해야 할 질병과 상황에 대한 이해 부족에서 나온 이야기일 뿐입니다.

마지막으로 4번 자연치유는 비과학적이라는 비판에 대한 반론입니다.

제대로 된 자연치유는 어떤 도사의 비법, 비책이나 알 수도 없는 것 몇 가지 섞은 물질을 믿고 눈 질끈 감고 해보는 민간요법,

요행을 추구하는 것이 아닙니다. 우선 자연치유와 관련된 구체적 방법론들은 암이라는 병에 대한 이해와 생리학, 생물학, 면역학, 운동학, 심리학, 후성유전학, 정신면역학, 정신종양학 등 그 외 실증된 많은 이론과 내용을 기반으로 과학적 근거를 가지고 선택하는 것입니다. 다만 이를 통해 온전한 치유가 가능한지는 증명되지 않습니다. 자연치유의 전부가 증거주의 의학 개념으로 실증되지 않고 설명되지 못한다 해서 무조건 비과학적이라고 비판하는 게 합리적인지 저는 의문입니다. 눈에 보이고 검증 가능한 것만이 과학이라는 생각은 어쩌면 가장 비과학적인 사고방식일 수도 있다고 생각합니다. 실험실에서 어떤 성분이 암을 없애더라, 이것만 과학적인 게 아닙니다. 수많은 치유 사례들의 실증례, 암 치유자들의 공통점을 모티브로 하여 우리 몸의 치유 조건들을 밝히고 이 조건들의 충족, 즉 우리 몸의 건강성 회복, 암에 대한 방어 체계를 수립함으로써 치유력을 극대화하여 치유 가능함을, 이성적 사유를 통해 그 원리를 제시하고 실증해가는 것은 현재의 과학의 의미에 부합하는 과학의 영역입니다. 제가 강의에서 이런 차원에서 접근하고 설명드리기에 많은 분들이 이해하고 받아들이고 설득되는 거라 생각합니다. 제가 전하고자 하는 자연치유는 지금 현재 정의되는 과학의 영역에 부합한다고 저는 확신합니다.

눈으로 보이고 검증 가능한 것만이 과학이 아니라 어떤 합리적 근거를 바탕으로 그 대상을 수없이 사유(思惟)함으로써 진리를 찾는 것 역시 과학입니다. 그렇기에 제가 자연치유의 정의를, 자연치유는 증명의 영역이 아니라 자기 몸의 완벽함에 대한 믿음이고 믿음의 영역이라 한다고 해서 자연치유는 비과학적임을 인정하는 것도, 또 이를 의미하는 것도 아니라 말씀드리고 싶습니다.

자연치유는 아직 치유 가능함 그 자체가 실증되지 못했을 뿐 반복된 치유 사례들이 있고, 근본 원리와 자연치유 메커니즘을 설명하는 이론이 있습니다. 그 방법론들은 과학적 근거를 가지고 있으며 충분한 논리와 이유, 근거가 있고 이성적으로 얼마든지 추론될 수 있는 과학의 영역입니다.

자연치유에 대한 두 번째 오해에서 나온 질문이나 의견들이 있습니다. 다음과 같습니다

1. 지금 저와 같은 암종, 병기, 발병 부위인 사람도 자연치유하면 나을까요?

2. 지금 시작해도 나을 가능성이 있을까요?

3. ……한 상황인데 자연치유해도 될까요?

4. 병원 치료를 할지 자연치유할지 너무 고민됩니다.

5. 제 주변에 자연치유하다 죽은 사람 많이 봤어요. 후회할 일 하지 마세요.

6. 자연치유를 선택한 걸 너무나 후회하고 있습니다.

7. 먹고 싶은 것 실컷 먹게나 해드릴 걸 자연치유한다며 고생만 하다 돌아가셨어요.

이런 이야기 어디서 한 번쯤 들어보지 않으셨나요?

1~4번과 같은 질문들을 많이 하시고, 5~7번과 같은 후회와 비판을 합니다.

1~4번이든 5~7번이든 다 자연치유에 대한 이해 부족에서 비롯된 질문이자 후회들입니다.

질문하는 분들이 생각하는 자연치유는 무엇이길래 지금 해도 되는지 묻는 것이며, 자연치유가 무엇이길래 결단이 필요한 것이고, 그분들이 생각하는 자연치유는 무엇이길래 자연치유 노력하신 걸 후회할까요? 자연치유를 좀 더 완벽하게 이해하지 못하고 치유를 이루지 못함을 아쉬워하고 한탄스러워할 수는 있으나, 도대체 실천했던 그 자연치유가 무엇이길래 자연치유 노력한 자체를 후회한다는 건지 이해할 수 없습니다. 암에 대한 공포 없애서 나쁠 거 없고, 다양한 미세 영양소를 충분히 공급해서 나쁠 거 없고, 심호흡해서 나쁠 거 없죠. 그 외 우리가 공부하고 추구하는 우리 몸이 치유 조건을 충족시키기 위해 다양한 노력을 하는 게 자연치유 노력인데 왜 하지 말라 하고 후회된다는 건지 도무지 이해할 수가 없습니다. 제대로 된 자연치유는 건강성 회복을 위한 노력이기에 누구에게나 무조건 도움 되는 겁니다.

이는 자연치유를 민간요법과 혼동하는 데에서 비롯된 오해입니다. 결과론으로 결부 짓기에 하는 오해입니다. 그리고 현대 의학과 자연치유를 양립할 수 없는 양자택일적 대립 구도로 이해한 데에서 따른 오해입니다. 특히 자연치유한 걸 후회한다는 이야기는 자연치유에 대한 아무런 이해 없이 실천한, 그저 나를 암에서 구해줄 우상만 좇은 민간요법을 적용했다는 걸 말해줍니다.

자연치유는 나를 암에서 구해줄 어떤 우상을 찾는 노력이 아닙니다. 우리 몸을 이해함으로써 우리 몸의 다양한 치유 조건들을 충족시키고 건강성 회복을 통해 치유를 추구하는 과정입니다. 또한 자연치유는 현대 의학의 배제를 전제로 하는 것이 아닙니다. 고민 대상도 아니지만, 그래도 고민이 된다면 병원 치료 받으면서 자연치유에 노력하시면 됩니다. 자연치유는 건강성 회복 노력이기에 어떤 상황에서도 실천해야 하는 추구의 영역입니다.

현대 의학과 자연치유는 상호 보완적이지 양자택일적 대상도 아니고 대립적 관계도 아닙니다. 자연치유는 고민하고 결단이 필요하고 결과에 따라 후회할 그런 영역이 아닙니다. 암의 원인을 없애고 우리 몸의 건강성 회복, 우리 몸의 치유력 회복을 통해 암에 대한 방어 체계를 다시 세우려는 노력일 뿐입니다.

건강한 사람도 건강을 지키고자 무진 노력을 하는데, 하물며 건강을 잃은 암 환자가 건강해지려는 노력을 하자는데 무슨 고민이 필요하고 결단이 필요하며 자연치유 노력한 것을 후회해야 하는지 이해할 수 없습니다.

암종이나 병기와 관계없이 온전한 치유 사례는 숱하게 반복되어 나타나고 있지만 이를 믿을지 말지, 즉 자연치유 노력을 통해 암이 치유 가능하다고 생각하는지 아닌지는 우리 몸과 자연치유에 대한 이해 및 신념에 따라 달라질 수 있는 문제입니다. 하지만 제대로 된 자연치유 노력을 통해 암을 치유할 수 없다고 믿는다 하더라도 건강해지기 위한 노력을 할지 말지는 고민할 문제도 아니고 결단이 필요한 일도 아니며 후회할 일은 더더욱 아닐 것입니다.

여러분의 자녀 혹은 본인이 시험공부를 정말 열심히 했는데 대입 시험에 떨어졌다 해서 고등학교는 괜히 다녔으며 공부 열심히 한 게 후회할 일이고 잘못된 일일까요?

결과론적으로 여러분의 자녀(혹은 본인)가 인생에서 성공하지 못할 수도 있는데 성실하게 열심히 살게 해야(살아야) 할지 고민하고 결단이 필요한 문제이고 주저하고 나중에 후회할 일인지 묻고 싶습니다. 나중에 성공한 인생이 안 되면 열심히 살아온 삶이 후회될 것 같아 성공할 가능성을 버리고 막장 인생을 살게 해야(살아야) 한다는 것일까요?

　암을 비롯한 현대병은 파괴적인 삶의 패턴, 그것들이 누적되어 세포의 생존 조건이 무너져 생긴 질병들로, 이를 개선하고 암의 원인을 없애기 위한 자연치유 노력은 너무나 당연한 것입니다. 그런데 이를 두고 할지 말지 고민하거나 주저하고 결과론적으로 실패했다 해서 후회하거나 하는 것은 자연치유에 대한 이해 부족, 현대 의학의 배제를 전제로 한 민간요법과의 혼동에서 비롯된 오해입니다.

뼈 전이암도 자연치유가 가능한 이유

뼈에 암이 전이되었다는 진단을 받은 환우분이 강의 시간에 저에게 질문하셨습니다. 이런 경우도 자연치유가 가능하냐고요?

당연히 뼈에 전이된 암도 자연치유가 가능합니다. 정확히 제 생각을 말씀드리자면 이전에 암은 암종, 병기, 부위에 상관없이 자연치유가 가능하다고 말씀드렸듯이, 뼈 전이암도 당연히 자연치유가 가능합니다.

제가 암 진단을 받은 이후인지 이전인지 정확한 기억은 없지만 뼈에도 암이 자란다는 사실이 무척 생경했습니다. 그리고 그것이 매우 말기적 상황이며, 옆에서 암 환자를 돌보는 간병인은 암이 주는 통증에 환자가 고통스러워하는 모습에 질려버릴 정도라는데 뼈에 전이된 암의 통증, 특히 그중에서도 척추 전이암의 통증이 가장 심하다는 사실을 알게 되었습니다. 척추 전이가 심한 상황에서 관련 검색을 하다가 지옥을 구경하고 싶으면 척추 전이암 병동을 가보라는 말이 있다는 것도 알게 되었습니다.

그런데 이 모든 상황이 제 몸속에서 일어나고 있고 당시 제가 겪고 있는 현실이 되었다는 게, 특히 저를 억누르는 통증의 무게가 너무나 무섭고 고통스러웠습니다.

정도의 차이가 있고 개별적인 상황은 다르겠지만 지금 암을 진단받은 분과 고통 속에 투병하고 계신 분들의 상황도 그때의 제 상황과 크게 다르지 않을 것이라고 생각합니다.

그런데 많은 치유기 특히 어떤 암 관련 책에서 척추 전이로 척추가 무너져 수십 개의 나사로 척추를 고정한 환자가 자연치유 노력을 통해 치유되는 과정에서 고정된 나사가 뼈 전이암이 치유되면서 튼튼해진 척추뼈 때문에 튕겨져 나왔다는 글을 보며 희망을 가지게 되었고, 척추 전이된 암의 고통과 공포를 이겨나갈 수 있는 원동력이 되었습니다.

걸을 수도 없을 정도의 말기적 척추 전이암을 진단받고 치유된 저는 자신 있게 말씀드릴 수 있습니다. "척추 전이를 포함한 뼈 전이암도 당연히 치유 가능하다." 이는 제가 암을 앓고 치병하는 과정에서 얻은 지식과 경험 그리고 치유 이룬 많은 사람들을 보면서 자연스레 형성된 인식입니다.

이런 말에 누군가는 저를 비난하며 반문할 것입니다. 당신이 치유되었다곤 하지만 아주 운 좋은 특별한 경우일 텐데 당신의 사례가 다른 사람에게도 똑같이 적용돼 치유된다고 어떻게 장담하는

가? 왜 헛된 희망을 주는 것인가? 그럼 다른 암 환자도 당신처럼 치유될 수 있다는 말인가?

저는 여태껏 복권 사서 5,000원짜리도 당첨된 적이 없고 어떤 경품, 사은품도 응모해서 뽑힌 적이 없습니다. 지갑과 돈을 잃어버린 적은 많아도 단돈 1,000원 한 장 주워본 적 없는 사람입니다. 저는 노력 없는 행운이라는 건 기대하지도 바라지도 않는 사람입니다. 그런 제가 천운을 타고나 시한부 암이 치유되고 목숨을 건진 걸까요? 천운을 타고났다면 담배도 피우지 않고 술이라고 해봤자 한 달에 두세 번 먹는 제가 말기 암에 걸렸을까요? 운이라는 게 존재한다면 저는 천운이 아니라 불운에 가까울 것입니다.

제가 앞에서 자신 있게 뼈 전이암도 치유 가능하다고 말한 것은 암을 자연치유한 사람들은 많지만 전 그분들과는 조금 다르기 때문입니다. 자연치유를 이룬 분들 대부분은 자신이 왜 치유됐는지 정확한 이유도 모르고 치유된 경우가 대부분입니다(OO을 먹고 암이 나았다고 말하는 것 자체가 이를 방증합니다).

저는 암 통증으로 누워 고개조차 돌리기 힘든 상황에서 다양한 치유기와 자연치유 관련 공부를 하며 어떤 암도 자연치유가 가능하다는 사실과 암이 어떻게 자연치유로 가능한지를 알게 됐고 어떤 노력을 하면 이런 자연치유를 이룰 수 있는지를 알고 그야말로 쾌재, 기쁨의 환호성을 질렀습니다. 옆에서 누군가 봤다면 통증에 절어 고통스러워하더니 결국 미쳤구나 생각했을 것입니다.

전 어찌어찌하다 보니 운이 좋아 치유된 것이 아니라 어찌하면 치유될지 왜 치유되는지를 알고 있었고 치유됨을 의심하지 않았습니다. 다시 말해 제 목숨을 살리기 위해 끊임없는 공부를 함으로써 자연치유를 이룰 모든 퍼즐 조각을 알게 됐고, 이를 통해 척추로 전이된 암의 죽음의 공포에서 벗어날 수 있었고, 치유 체계 전반에 대한 이해가 있었기에 좌고우면하지 않고 자연치유를 이룰 퍼즐 조각들 모두를 맞추는 노력에만 집중할 수 있었습니다. 치유될 것을 알았고, 그리고 이런 과정을 통해 치유를 이룰 수 있었던 것입니다. 그렇기에 저는 누구나 저와 같은 자연치유 개념에 대한 이해와 확신 그리고 암의 자연치유를 이룰 꾸준한 노력이 동반된다면 누구든 치유됨을 알고 있습니다.

그렇다고 결과론적으로 모든 사람들에게 암이 자연치유된다고 말씀드리는 것은 아닙니다.

아시다시피 운전면허 필기시험은 할아버지, 할머니도 열심히만 준비하면 붙을 수 있는 시험입니다. 특별한 지적 장애가 없고 열심히 준비만 한다면 떨어질 사람은 거의 없습니다. 그런데 많은 사람들이 그 시험을 통과하지 못합니다.

능력이 있다는 것과 실제 무언가를 이루는 것은 전혀 다른 별개의 문제입니다(인식과 노력 여부가 중요합니다). 토끼가 거북이를 이길 능력이 없어 경주에서 졌겠습니까? 누구나 암을 자연치유할 능력이 있지만 이것이 누구나 암이 자연치유된다는 뜻은 아니라는 말씀을 드리는 것입니다.

제가 가끔씩 갖는 환우분들과의 모임 공지에 이렇게 말씀드립니다. "개별 환우분들에게 자연치유를 강요하거나 설득할 생각은 조금도 없습니다. 경험치상 그리고 자연치유는 환우 자신의 가치관, 지식, 의지, 환경, 실천력 등에 달렸기에 강요하고 설득한다 해서 가능한 일이 아니라는 걸 너무나 잘 알기 때문입니다."

목마른 사람이 우물을 판다지만 사막에서는 팔 생각도 하지 않습니다. 사막에선 물이 나올 걸 기대조차 하지 않기 때문입니다.

치유도 많은 자연치유 노력을 통해 치유됨을 아는 사람이 노력해서 치유를 이루는 것이지, 암이 자연치유됨을 알지도 확신하지도 않는 사람들에게서 암의 자연치유를 바라기는 난망한 일입니다. 그렇기에 제가 강의에서 '제가 알려드린 모든 사항을 자기화하는 과정이 반드시 필요하다'는 점을 강조하며 공부, 공부하고 또 공부하라고 말씀드리는 것은 이런 이유 때문입니다.

제가 그랬듯 여러 노력과 공부를 통해 암이 자연치유 가능함을 알게 된다면 암에 대한 죽음의 공포에서 벗어날 수 있을 것이고, 이를 안다면 누가 뜯어말려도 자연치유 노력을 할 것이며 당연히 그 환우의 암은 치유될 것입니다.

나에게도 자연치유가 일어날까?

저는 말기 암을 진단받고 본능적으로 살기 위해 제가 원하는 치유를 이룬 사람들의 이야기를 찾아 읽고 또 읽었습니다. 그런데 처음에 치유기를 읽으면서 들었던 생각이 '저 사람들은 운도 좋지, 어떻게 저런 상태에서도 치유될 수 있을까? 참 부럽다'였습니다. 그러면서 '나에게도 이런 치유가 찾아올까?' 하는 의문이 들었고 자신이 없었습니다. 처음엔 그랬습니다.

지금 여러분은 어떤 생각이세요?

암이라는 병은 대부분 기능적인 문제이지 구조적인 문제에서 발병하는 것이 아닙니다. 어떤 문제가 구조적 문제에서 기인하는지와 기능적인 문제에서 기인하는지는 그 대응책에서 매우 큰 차이가 있습니다. 우리 몸의 면역 체계에 문제가 있는 경우를 상정해보죠.

선천적으로 면역과 관련된 유전자 이상으로 면역이 결핍되어 태어나는 선천성 면역 결핍증 환자에게 면역 증강에 좋은 음식이

나 운동은 아무 의미가 없습니다. 유전자를 고칠 수 있는 기술이 개발되어 구조적인 문제를 해결하거나 무균실처럼 병원균과 바이러스가 원천적으로 배제되는 환경을 제공하는 것이 최선이 될 것입니다. 즉 선천성 면역 결핍증은 면역과 관련된 구조적 문제입니다.

선천적으로 면역과 관련된 문제는 없지만 기름지고 설탕이 다량 함유된 가공식으로 대부분의 식사를 하고 밤에 잠을 자지 않고 운동도 전혀 하지 않고 과로와 스트레스에 찌든 생활을 하게 된다면, 그 면역 체계가 제대로 작동하기 위한 환경이 제공되지 않아 면역력이 떨어진 경우에는 면역 체계가 무너진 그동안의 생각 습관과 생활 습관을 개선함으로써 면역력의 회복이 가능합니다. 왜냐하면 이 경우 면역력이 상실된 것은 구조적 문제가 아닌 기능적 문제로서, 기능적 문제는 자연치유 노력을 통해 개선 가능하기 때문입니다.

장이 어떤 이유로 폐색되어 변을 못 보는 경우, 통곡식과 채소 등 식이 섬유가 많은 음식을 먹고 유산균 먹고 걷는 운동을 많이 하고 장 마사지를 받는 등 장의 기능을 개선하는 노력으로는 변을 보지 못합니다. 왜냐하면 그것은 장의 구조적 문제이지 기능적 문제가 아니기 때문입니다. 장이 폐색된 경우, 수술 등으로 장의 구조적 문제를 해결해야만 정상적인 장의 기능 회복을 기대할 수 있습니다.

그렇다면 지금 여러분이 앓고 있는 암이라는 병은 어떨까요? 어떤 구조적인 문제에서 기인한 것일까요? 아니면 어떤 기능적인 문제에서 기인한 것일까요?

건강한 사람에게도 여러 가지 이유로 매일매일 암세포가 생긴다는 사실을 잘 아실 겁니다. 저는 40세에 다발성으로 전이된 말기 암을 진단받았습니다. 보통 암이 발견되기까지 의학적으로 짧게는 5년에서 15년 정도 걸린다고 합니다. 저의 경우 제일 길게 잡아 15년이 걸렸다고 가정해도 25세까지는 매일매일 생기는 암세포를 제 몸에서 생기는 족족 잘 처리했기 때문에 25세까지는 암에 걸리지 않고 잘 살았다는 결론이 나옵니다.

우리 몸은 매일매일 생기는 암에 대항하여 다양한 체계적인 방어 체계와 대응 체계를 가지고 있습니다. 그 덕분에 매일매일 암세포가 생기지만 암이라는 병에 걸리지 않고 건강하게 살아갈 수 있는 것이죠.

성인의 경우 암을 진단받은 것은 대부분 암의 방어 체계와 대응 체계의 기능적 문제이지 구조적 문제가 아닙니다. 물론 성인에게 발생하는 암 가운데 유전적 요인에 의해 생기는 경우(5% 내외)가 있습니다. 대표적인 것이 앤젤리나 졸리가 예방적 차원에서 수술한 이유인 BRCA1과 BRCA2라 불리는 DNA 수선에 관여하는 유전자의 돌연변이인데 그렇다고 이 유전자의 돌연변이가 암의 발생에 절대적인 것은 아닙니다. 인체의 암에 대한 방어 체계와 대응 체계는 다양해서 일부 구조적인 결함이 있다 하더라도 나머지가 제대로 작동한다면 평생 문제없이 생활할 수 있고 그런 사람들이 더 많습니다.

어떤 학자의 말이 생각납니다. "유전적 결함은 실탄이 장전된 총일 뿐이다." 안전장치를 제거하고 방아쇠를 당기지 않는다면 아무도 다치지 않는다는 뜻입니다. 빈 총이든 총알이 장전된 총이든 잘못된 생각 습관과 생활 습관으로 방아쇠를 당기지 않는다면 아무 일도 일어나지 않습니다. 또 이미 생긴 암도 치유 적합적 생각 습관과 생활 습관을 통해 안전장치를 다시 채우고 방아쇠를 다시 당기지 않는다면 재발이나 전이가 되는 일은 일어나지 않을 것입니다.

나도 암의 자연치유가 가능할까 의심되시나요? 의심하지 마세요. 치유된다, 안 된다의 결과론을 말씀드리는 게 아닙니다. 치유의 가능성과 충분성을 말씀드리는 것입니다. 치유될까 안 될까 불안해하고 초조해하는 그 생각 자체가 치유로부터 나 자신을 멀어지게 합니다. 그런 생각에 낭비할 에너지를 치유하려는 노력의 에너지로 전환한다면 치유의 가능성은 확률의 영역에서 점차 확실의 영역으로 옮겨갈 것입니다. 어떤 선택이 나에게 도움이 되는 일인지 냉정하게 따져봐야 합니다. 암에 대한 공포, 두려움, 초조함을 떨쳐버리고 그 에너지와 시간을 제대로 된 자연치유 노력에 쏟아야 합니다.

이것이 환자인 내가 할 수 있는 최선의 선택이 될 것이며, 최선을 선택했기에 이에 따른 결과는 겸허히 받아들여야 할 것입니다. 하지만 이럴 때 현실에서 최선의 결과가 나온다는 것을 저는 알고 있습니다.

제3장

우리 몸의 치유 조건들

우리 몸의 완벽함과 자율 신경

저에게 자연치유를 정의 내려달라 묻는다면 저는 단연코 우리 몸의 완벽함에 대한 믿음이라고 말씀드리겠습니다. 어떤 완벽함? 덩어리진 암도 녹여버릴 완벽함입니다. 제가 실천했던 다양한 자연치유 방법론들 하나하나를 그 분야 최고의 전문가에게 찾아가서 "이거 하면 암 낫는 거 맞나요?"라고 묻는다면 무어라 대답할까요? 아마도 건강에 도움이 되는 건 맞지만 암 환자가 그걸 하거나 먹는다 해서 암이 나을 이유는 없을 것이라는 답을 듣게 될 것입니다. 맞습니다. 암의 치료 관점에서 과학적으로 따져보면 건강에는 도움이 되지만, 그 방법들로 암 환자가 암이 나을 어떤 이유나 근거는 사실 없습니다. 만약 그렇다면 대형 병원에서 이미 적용하고 있을 것이고 그리고 특정 방법론을 통해 암이 낫는다면 우리는 암으로 고민할 필요가 없습니다. 그걸 하거나 그것 먹고 나으면 되니까요. 하지만 그렇지 않죠. 그럼에도 자연치유 노력을 통해 암이 치유되는 이유는 그러한 노력들을 통해 우리 몸이 건강해지기 때문입니다. 암 환자가 건강해진다고 암이 낫느냐고 묻는다면? 네. 그렇습니다. 낫습니다.

우리 몸은 상온에 두면 썩어 문드러지는 60조 개 세포들이 단순히 뭉쳐 있는 고깃덩어리가 아닙니다. 우리 몸은 완벽합니다. 자연치유 노력을 통해 건강성이 회복되면서 다시 그 완벽함이 복원되는 것입니다. 정말 그럴까요? 네. 그렇습니다.

우리는 질병을 일으키는 상수들과 같이 살아갑니다. 세균, 바이러스, 박테리아, 자외선, 먼지, 각종 독소, 매일매일 생기는 암세포 외 기타 등등. 우리는 태어나자마자 이러한 상수들과 함께 살아가지만 곧바로 병들어 죽지는 않습니다. 우리 몸엔 이런 상수들 속에서 건강성을 유지하는 완벽함이 있기 때문입니다. 우리 몸은 질병을 일으키는 상수들에 대한 완벽한 방어 시스템을 갖추고 있다는 뜻입니다. 암도 마찬가지입니다. 우리 몸엔 덩어리진 암도 녹여 없앨 완벽함이 있습니다. 자연치유 노력은 무너진 암에 대한 방어 체계를 다시 세우는 과정이기도 합니다. 암 환자인 우리가 자연치유에 힘써야 하는 근본 이유가 됩니다. 그런데 이러한 우리 몸의 완벽함은 자율 신경 시스템이 그 근간이 됩니다. 이 자율 신경 시스템은 컴퓨터 운영 체계(OS)에 비유됩니다. 컴퓨터 운영 체계가 문제 생겼을 때 다른 부분들이 문제없이 기능하더라도 컴퓨터는 작동 불능 상태가 되듯, 자율 신경에 문제가 생겼을 때 우리 몸의 완벽함 역시 작동 불능 상태에 빠집니다.

우리 몸 대부분의 기능들은 나의 명령이나 의지와 관계없이 작동됩니다. 내가 달리기할 때 나의 근육 세포들에 충분한 산소와 당을 공급하기 위해서는 어느 정도의 심박수가 적당한지 계산하여 심장 박동 수를 조절하지 않아도 됩니다. 만약 나의 의지로 심장을 조절할 수 있다면 깜빡 조는 사이 심장 뛰게 하는 걸 잊어 나는 죽게 될지도 모릅니다. 그리고 날씨가 더울 때 내 몸의 체온을 유지하기 위해 20cc 정도 땀이 나면 되겠는데 내가 계산해서 땀을 나게 하지 않습니다. 만약 내가 잊거나 계산을 잘못하면 심각한 문제가 될 것입니다.

자율 신경계는 내 주변 온도, 습도, 바람, 분위기 등을 모두 고려하여 최적화된 땀의 양을 분비하고 나의 체온을 유지할 수 있게 해줍니다. 우리 몸의 완벽함은 이러한 자율 신경의 균형 상태에서 온 것입니다. 이렇듯 자율 신경계는 주변 환경과 정보들을 종합 분석하고 대처함으로써 나의 의지와 관계없이 우리 몸을 최적화된 상태로 만들어줍니다.

자율 신경은 우리 몸 질병의 근원과도 매우 밀접한 관계를 가지고 있습니다. 자율 신경의 균형이 깨진 상황에서는 우리 몸의 완벽함과 세포들이 살기 좋은 환경을 만들기 위한 각종 응용 프로그램에 해당하는 소화 흡수 시스템, 해독 시스템, 호르몬과 관련된 내분비 시스템들이 정상 작동할 수 없습니다. 면역력은 떨어지고 내 몸에 독소는 쌓일 수밖에 없습니다. 이런 상태가 오래 지속되면 종국에는 질병에 노출될 것입니다.

암을 비롯한 현대병이 본질적으로 세포의 기능 저하·상실·변질인데 자율 신경은 세포의 삶의 조건에 지대한 영향을 미친다는 점에서 회복과 치유에도 핵심적 조건이 됩니다.

그러면 자율 신경은 세포의 삶의 환경에 어떤 영향을 미치는 것일까요? 자율 신경은 두 체계로 이루어져 있습니다. 교감 신경계와 부교감 신경계입니다. 교감 신경계는 나란 유기체의 능률과 효율이 필요할 때 항진됩니다. 교감 신경은 원시인이 맹수를 만났을 때 목숨을 건지고자 도망가기 위한 일련의 변화 과정으로 표현하고 이를 도피 반응으로 부르기도 합니다. 하지만 지금 우리의 환경은 맹수를 만나 도망감으로써 교감이 오르기보다는 복잡한 사회 구조와 관계망 속에서 이에 적응하여 문제를 해결하고 경쟁에서 이기기 위해 노력할 때 필연적으로 따라오는 몸의 반응입니다. 반면 부교감 신경계는 우리 몸 내적 체계의 회복, 정비와 치유의 과정을 담당합니다.

교감 신경계를 맹수를 만났을 때에 비유했는데, 호랑이를 만났을 때 우리 몸에서는 어떤 현상이 일어날까요? 우선 혈당과 혈압이 오릅니다. 맹수와 맞닥뜨린 것은 절체절명의 상황이고 이 상태에서 뇌의 에너지원인 혈당이 빠르게 올라줘야 어디로 어떻게 도망갈지 바른 판단을 하고, 지치지 않고 도망갈 수 있는 에너지를 근육에 효율적으로 공급할 수 있게 됩니다. 동시에 심박수도 증가합니다. 밀도 높은 혈액을 근육에 공급하여 맹수로부터 도망가는 데 도움을 주기 위해서입니다. 그리고 내장에 있는 피가 근육으로 몰립니다. 소화 과정은 생존에 매우 중요하지만 맹수를 앞에 두고 소화에 에너지를 쓰는 건 아주 어리석은 일입니다. 맹수에게 잡아먹히면 소화 과정은 의미가 없기 때문입니다. 지금 당장은 소화하는 에너지를 도망가는 데 사용하는 게 합리적입니다. 동시에 동공이 커집니다. 어두운 곳에서도 빛을 모아 어디로 어떻게 도망가면 살 확률이 높을지 판단하기 위해서입니다. 우리 몸 체액의 순환도 멈추고 혈관은 수축하고 모든 장기의 기능이 저하됩니다. 맹수를 앞에 두고 이러한 활동이 중요한 것이 아니기 때문입니다. 우리 몸의 모든 신체 활동은 맹수에게서 도망가기 위해 가장 최적화된 상황을 준비하는 과정이 되고, 이는 내가 의도한 것이 아니라 우리 몸이 자체적으로 모든 상황을 판단해 최적화된 상태를 만들어낸 것입니다.

반면 이런 위험 요소와 목표, 경쟁이 없는 상태에서는 부교감 신경계가 활성화되는데 부교감 신경은 교감 신경계가 활성화될 때와는 반대 상태가 됩니다. 혈압과 혈당이 낮아지고 심박은 느려집니다. 소화와 흡수는 물론이고 혈류와 체액의 순환 또한 원활해집니다.

세포의 입장에서 보면 교감 신경이 항진된 상태에서 우리 몸은 저산소, 저체온, 고혈당 상태가 되고 이러한 상태에서는 세포들의 삶의 조건이 깨집니다. 한 나라에서 전쟁이 나면 모든 물자를 전쟁을 치르는 데 쏟아붓기 때문에 국민의 삶이 열악해지는 것과 같습니다. 전쟁이 났음에도 국민의 삶을 도모하는 데 물자 공급을 우선시하면 전쟁을 제대로 치를 수 없게 되고 전쟁에서 지면 국민의 삶도 지킬 수 없는 이치입니다. 맹수를 만났는데도 도피 반응이 아닌 부교감 우위 환경이 되어 세포의 삶을 도모하는 데 집중되면 맹수에게 잡아먹혀 세포의 삶을 도모하는 일 자체가 의미 없어지는 것과 같습니다.

그런데 심각한 것은 현대 사회의 파괴적인 생태계 속 복잡한 시스템에서의 정신적 문제 등도 맹수를 만났을 때 도피하는 방식으로 대응한다는 점입니다. 최선을 다해 열심히 사는 삶의 방식 자체가 우리 몸 자율 신경계는 우리 몸이 맹수를 만난 것과 같은 반응을 지속적으로 나타나게 합니다.

우리 몸에 있어 현대 사회는 항상 맹수와 마주하는 파괴적인 생태계입니다. 넘쳐나는 가공식품으로 한 끼 때우듯 먹는 급한 식사, 잠시라도 한눈팔면 뒤처지는 입시와 취업 등에서의 극심한 경쟁, 양극화의 악화로 인한 따라잡을 수 없는 경제적 불평등 상황 등 이런 파괴적인 생태계 속에서 조금이라도 앞서나가려면 사람들은 열심히 살아갈 수밖에 없고 이는 지속적인 교감 우위 상태를 가져오게 됩니다.

교감 신경계는 세포의 삶을 깨뜨리지만 맹수를 만났을 때처럼 위급한 상황에서는 빠르게 벗어나기 위해, 그리고 경쟁에서 이기고 내가 원하는 목표를 달성하기 위해 필요한 능률과 효율을 제공하는 역할을 합니다.

하지만 문제는 이러한 교감 신경 우위 환경은 세포들이 정상적으로 생명 활동을 가능케 하는 조건이 아니라는 점입니다. 교감 신경 우위 환경에서는 세포의 삶의 조건이 깨지고 이러한 상황이 지속되면 세포들은 기능 저하, 기능 저하를 넘어 기능 상실, 변질을 피할 수 없습니다. 결국 다양한 현대병으로 나타나고 그 변질의 끝판왕이라 할 수 있는 암을 야기합니다.

우리 몸은 완벽합니다. 우리 몸을 병들게 하는 피할 수 없는 상수들, 즉 각종 세균, 박테리아, 바이러스, 자외선, 먼지, 독소, 매일매일 생기는 암세포 등 다양한 요소를 무력화시키는 완벽한 시스템을 갖추고 있다고 이야기했습니다. 그 완벽한 시스템의 최소 단위가 세포입니다. 하지만 세포들의 삶의 환경을 깨뜨리는 교감 신경 우위 환경에선 이 완벽함이 무너지는 것은 시간문제가 되고,

이것이 암을 비롯한 현대병으로 나타납니다. 요즘 20~30대 젊은 사람들에게도 암이 폭증하는 건 이 때문입니다.

세포의 재생, 복구, 치유와 회복은 부교감 신경 우위 상태일 때 나타나며, 이러한 조건에서 우리 몸의 완벽함은 유지되고 발휘될 수 있습니다.

다행인 것은 오랜 기간 교감 신경 우위 환경에서 세포의 기능 상실, 변질에 의해 질병에 걸렸어도 부교감 신경 우위 환경을 일정 기간 조성해주면 빠르게 복원되고 치유가 이루어진다는 점입니다. 이것이 암을 비롯한 현대병이 치유되는 핵심적 원리입니다.

자율 신경 측면에서 질병에 걸리는 과정을 이야기한다면 교감 신경 우위 환경의 지속에서 질병이 오는 것이며, 자율 신경 측면에서 치유를 이야기한다면 부교감 신경 활성화 상태의 지속에서 온다고 할 수 있습니다. 궁극적으로는 교감 신경과 부교감 신경의 자율 신경 균형 상태를 이루는 것이 중요합니다.

내 몸의 건강 헌법을 바로 세우자

암 진단을 받은 후 현대 의학적으로는 제가 원하는 온전한 치유에 대한 희망이 없음을 알고 저를 살릴 사람은 저밖에 없다는 것을 깨달았습니다. 저 자신을 살리기 위해 수많은 치유기들과 책과 자료, 논문, 기사, 정보들을 통해 암에 대한 공부, 그리고 자연치유에 대한 공부를 하면서 그 모든 것들이 융합되어 제 머릿속에 다음과 같은 문장으로 응축되어 남게 되었습니다. 그것이 바로 건강 헌법입니다.

건강 헌법

건강(장수), 반건강, 질병은 같은 선상에 있으며 각각 따로 존재하는 것이 아니다. 질병은 건강해지는 과정을 통해 치유되는 것이고, 건강해지는 과정과 질병이 치유되는 과정이 다르지 않다 (생각 습관과 생활 습관 변화를 통해 건강을 이루고 질병의 치유를 이룰 수 있다).

제가 사형 선고를 받듯 시한부 말기 암 선고를 받고 죽음의 공포와 통증을 달래기 위해, 그리고 한 줄기 희망이라도 찾기 위해 많은 치유기를 읽으면서 느낀 것이 있었습니다. 아마 여느 분들과는 조금 다른 시각에서 바라본다는 생각도 드는데 전 자연치유된 분들이 몸에 보이는 암을 없애려고 노력하는 것으로 보이지 않았습니다(자연치유기 주인공은 그걸 의도했다 하더라도 진짜 치유를 이루는 핵심이 보였습니다). 그저 건강해지기 위한 이상적인 노력, 과정으로 보였습니다.

도대체 건강이 무엇이길래 말기 암 환자도 살리는 것일까? 당시 건강의 정의가 궁금해 사전에서 찾아보았습니다.

건강이라는 단어를 사전에서 찾아보면 정신적·육체적으로 온전한 상태라고 쓰여 있습니다. 건강하면서 암 환자일 수 없고, 건강하면서 당뇨병 환자일 수 없습니다. 건강, 반건강, 질병이 같은 선상에 있으며 각각 따로 존재하는 것이 아니라는 의미가 이것입니다. 즉 건강과 질병은 공존할 수 없다는 뜻입니다.

내가 오늘 하루 건강해지려는 노력을 통해 어제보다 조금이라도 더 건강해진다면 그 노력을 통해 나는 질병으로부터 조금씩 해방될 거라는 생각을 하게 되었습니다.

제가 아주 어렸을 때부터 트라우마로 남을 정도의 심한 비염, 이를 치료하기 위해 행한 두 번의 수술과, 고등학생 때의 과도한 스테로이드 처방에 따른 녹내장의 발병, 그래도 해결되지 않는 콧물, 코막힘 그리고 귀의 압력 조절을 하는 이관(유스타키오관) 개방증에 의한 귀먹먹증. 이 모든 것이 제가 암에 걸린 뒤 암을 이기기 위해 건강해지려는 노력을 통해 병원에 가거나 하는, 증상을 없애기 위한 어떤 구체적 노력을 하지 않았음에도 불구하고 단 한 달 만에 평생 저를 괴롭히던 이 모든 증상들이 너무나도 깨끗이 사라지고 치유되었습니다.

평생 이비인후과를 다니며 치료해도 소용없던 비염이 병원 한 번 가지 않았는데 치유되었고, 평생 참으며 살 수밖에 없다는 이관 개방증으로 인한 귀울림 및 귀먹먹증이 해결되었으며, 그 외 많은 건강상 문제들이 건강해지려는 노력을 통해 해결되었습니다.

제가 암에 대한 우리 몸의 방어 체계가 암종별, 기수별, 부위별로 따로 존재하지 않는다고 말씀드린 것처럼 좀 더 넓게는 질병별로 우리 몸의 치유 체계가 따로 있지 않다는 것이 제 몸을 통해 증명되었다고 생각합니다.

한 나라가 망하고 다시 새로운 나라를 세울 때 가장 먼저 하는, 해야 하는 것이 무엇일까요? 우리나라도 독립 선언 후 바로 제헌 국회를 열어 그랬듯이 바로 헌법을 만드는 것입니다.

헌법을 만들지 않고 여러 체제의 좋은 법률만 가지고 나라를 운영하려 한다면 그 나라는 얼마 못 가 망할 것입니다. 각 법률마다 체제의 통일성이 없어 가치의 충돌, 해석 및 권한의 충돌이 일어나기 때문입니다.

암에 걸렸다는 것은 한 개인의 건강적인 측면에서 보면 망했다는 뜻입니다. 많은 암 환자들이 망한 건강을 다시 세우기 위해 암에 좋다고 소문난 것들만 찾아 가져다가 짜깁기해서 가득 쌓아놓고 암을 치유하려 하지만 그것은 헌법 없는 나라와 같습니다. 치유될 리도 없고, 오래갈 리도 없습니다.

이 건강 헌법이 명확한 개념으로 내 머릿속에 새겨졌을 때 진정 무너진 내 몸을 다시 세우는 지름길이 될 것이고, 평생 건강을 유지하는 척도가 될 것입니다.

그리고 이 개념을 명확히 인지한다면 절대 필요 이상의 과도한 현대 의학적 치료로 내 몸을 망치는 일도 없을 것이며, 이 세상에 존재하지도 않는 암을 치유한다는 그 무엇에 속아 그 누구로부터 사기당하는 일도 없을 것입니다.

이 헌법의 정신을 받아 진정으로 내 몸의 건강성을 회복할 수 있는 많은 법률, 시행령, 시행 규칙들을 찾아 만들고 이를 실천하기 위해 치열하게 노력하면 이를 통해 더욱더 건강해질 것이고 질병에서 해방될 것입니다.

암을 선고받으면 굉장히 조급하고 당황스럽겠지만 급하다고 바늘 허리춤에 실을 꿰어 사용할 수는 없습니다.

암을 치료한다는 명분 아래 근본적인 건강을 해치는 치료나 처방을 받는 경우를 너무 많이 보아왔습니다. 사람은 '암' 때문만에 죽는 것이 아닙니다. 사람은 건강성을 잃어도 죽습니다. 암은 치료하고(이런 경우도 거의 드뭅니다) 건강(목숨)을 잃는 우를 범하지 마시기 바랍니다. 암을 치료하려(없애려) 하지 말고 건강해지려 노력하세요. 우리 몸은 완벽하기에 암은 건강해진 내 몸이 알아서 치유해줄 것입니다.

부디 많은 암 환우분이 건강 헌법 없이 답 없는 길을 헤매지 말고 굳건한 바른 헌법을 세워 암뿐만 아니라 이전보다 더 건강한 제2의 삶을 살기를 바라 마지않습니다.

자연치유 현상이 일어나기 위한 조건들

자연치유에 성공한 사람들은 어떻게 해서 가능했던 것일까요? 개별적이고 특수한 그 사람의 케이스에 답이 있는 걸까요, 아니면 일반 사람들 모두에게 해당하는 어떤 법칙으로부터 비롯된 것일까요? 만약 전자라면 우리가 애써 그 길을 찾아 노력할 이유가 별로 없겠지만, 만일 후자라면 누구든 귀 기울여 들을 충분한 가치가 있을 것입니다.

자연치유는 저절로 낫는 것이 아닙니다. 있던 암도 저절로 없어진다면 원래 암이 없던 몸에 암은 왜 생긴 것일까요? 암이 생기는 것도 저절로가 아니고, 암이 치유되는 것도 저절로가 아닙니다. 이 세상에 저절로는 없습니다. 자연치유는 '저절로' 낫는 것이 아닙니다. 낫기 위한 엄격한 조건이 있습니다. 저는 이를 '치유 조건'이라 부릅니다. 여기에는 관념적 조건, 정서적 조건, 정신적 조건, 식이적 조건, 신체적(바른 근골격) 조건, 관계적 조건, 환경적 조건, 트라우마 해소 등이 있고 이것들이 일정 수준으로 충족될 때 치유는 강력하게 일어납니다.

1. 치유 조건으로서 관념적 조건

암은 죽는 병, 나는 암 환자, 그래서 나는 죽는다.

관념적 치유 조건은 이 죽음의 삼단 논법, 암은 죽는 병이라는 관념에서 벗어나는 걸 뜻합니다. 암을 죽는 병으로 인식하는 한, 극단적인 교감 우위 상태에서 벗어날 수 없습니다. 그런 상태에선 치유는커녕 급속한 악화를 피할 수 없습니다.

자연치유한 사람들의 공통점은 정신적 스트레스 문제를 해결하거나 해결하는 방법을 알았다는 데 있었습니다. 그런데 스트레스 중 가장 극단의 스트레스가 죽음을 느낄 때입니다. 암을 비롯한 현대병은 세포 변질이 그 본질입니다. 앞서 스트레스를 느끼는 상태인 교감 우위 상태에서는 그 자체로 세포의 미세 환경은 깨지고 이 상황에서 세포의 성장과 회복과 치유는 가능하지 않다고 말씀드렸습니다. 암의 원인이 지속적인 교감 신경 우위 환경에 따른 세포 변질에 의한 것이라면 이를 벗어나기 위한 기본 조건으로 부교감 우위 환경이 조성되어야 한다고 이야기했는데, 암은 곧 죽음이라는 인식 아래 암의 진단은 더욱 극단적인 교감 신경 우위 환경에 놓이게 됩니다. 이 상황에서는 그 어떤 치유 노력도 효과가 없고, 설령 있다 하더라도 일시적 효과에 그칠 뿐입니다. 그래서 암은 곧 죽음이라는 인식의 공포에서 벗어나는 것이야말로 치유를 이루는 기본 핵심 조건입니다. 치유는 부교감 활성화 상태에서 가능하다는 점과 같은 맥락이기도 합니다.

"당신은 암 환자요!" 하는 의사의 선고는 우리 몸의 모든 기능을 올 스톱시킬 만큼 막강한 영향력을 미칩니다. 그나마 남아 있던 면역 기능도 무력해지고, 그러는 사이 암세포는 더 활개를 치며 온몸에 퍼져나갑니다.

그나마 다행스러운 점이 있다면, 암은 급성으로 진행되는 병이 아니라는 사실입니다. 진단 즉시 사망하는 경우는 거의 없습니다. 어느 경우라도 환자 스스로 노력하고 이겨낼 시간 정도는 주는 병입니다. 그 얼마 안 되는 시간을 정말 효율적으로 사용하고자 한다면, 그리하여 암을 극복하고 건강성을 회복하고 싶다면 제일 먼저 해야 할 일이 있습니다. 바로 죽음의 공포에서 벗어나는 것입니다.

실제로 자연치유로 암을 극복한 사람들의 가장 큰 공통점은 이 공포감의 문제를 해결했다는 데 있었습니다. 물론 암이라는 질병이 주는 현실적 무게가 워낙 무거워 100% 완벽하게 벗어난다는 건 쉽지 않은 일입니다. 다 떨쳐냈다고 생각했는데 어느 순간 고개를 쳐들고 위협하는 것이 바로 그 공포라는 놈입니다. 그러나 분명한 사실은, 암 치병이라는 여정 동안 '암=죽음'이라는 감옥을 벗어나지 못하는 한, 궁극적인 치유를 기대하기란 난망하다는 사실입니다.

2. 치유 조건으로서 정서적 조건

암을 비롯한 현대병의 본질은 여러 이유로 체내 미세 환경의 악화에 따른 세포의 변질이라고 설명드렸습니다. 그런데 나의 감정 상태는 우리 몸 세포들의 생리 환경에 지대한 영향을 미칩니다. 저는 자연치유를 신선놀음이라 표현합니다. 왜 아니겠습니까? 자연치유의 과정이라는 것이 일 안 한다고 누가 뭐라 하지 않기에 충분히 휴식하면서 몸에 좋은 음식 먹고 좋은 생각만 하고 유유자적하는 자연 친화적인 삶, 바로 신선놀음입니다. 하지만 대부분의 암 환자들은 불안과 초조함, 슬픔, 갈등과 고민, 원망 속에서 치병합니다. 이는 신선놀음과는 가장 거리가 먼 상태이고 이런 정서적 조건에서 치유는 어렵습니다. 내가 하는 치유 노력 각 방법론들이 얼마나 강력한 치유제로서 역할을 하는지 공부를 통해 충분히 그 가치를 이해하고 궁극적으로 치유 청사진 수립을 통해 암이 치유될 수 있음을 깨닫고, 암의 의미를 되새겨 건강체로서 새롭게 태어난다는 의미를 치병에 담는다면 부정적 정서 상태에서 벗어나 기쁜 마음으로 치병할 수 있을 것입니다.

이러한 정서적 조건 속에서 우리 몸 세포들의 삶의 조건에 절대적 영향을 미치는 자율 신경 균형 상태가(좀 더 구체적으로는 부교감 우위 환경) 형성되고 균형 잡힌 호르몬이 조성될 것입니다.

3. 치유 조건으로서 정신적 조건

암을 진단받고 치병하는 건 그 자체로 많은 의지가 필요합니다. 익숙하던 기존의 삶에서 벗어나 나와 관련된 모든 걸 바꾼다는 것은 정말 쉽지 않은 일입니다.

특히 치병 과정에서 통증 등 여러 증상이 나타날 수 있고 의사의 시한부 진단, 함께 치병하던 환우의 사망, 외부의 부정적 시선 등도 치유에 크게 방해되는 요소입니다. 이런 내적·외적 어려움 속에서도 내가 추구하는 치유 방향으로 흔들림 없이 나아갈 때 내가 원하는 치유는 가능한 것입니다. 하지만 대부분 작은 증상이나 상황 악화에도 심리적으로 무너지는, 백지장처럼 얇은 내공으로 치병하기에 자연치유의 기본 전제가 되는 지속성이 담보되지 않고 금세 무너집니다. 따라서 제대로 된 자연치유 노력을 통해 치유될 수 있음을 알 때 치유하는 과정에서 어떤 어려움에도 흔들리지 않고 나아갈 내공은 필수적입니다. 아무리 완벽한 자연치유 노력도 한두 달 해서는 온전한 치유가 가능하지 않습니다. 정신적 치유 조건은 종국에 치유를 가져올 지속성을 담보해줍니다.

4. 치유 조건으로서 식이적 조건

우리 몸은 수많은 세포들로 이루어져 있고, 이 세포들이 제대로 기능할 때 질병에 걸리지 않을 수 있고 질병에 걸려도 빠르게 회복하고 치유되어 제대로 기능할 수 있습니다. 이 세포들이 제대로 기능하기 위해 필요한 것, 에너지 공급과 필수 요소들의 공급을 위한 대사적 측면에서 반드시 외부에서 조달해야 할 물질들이 있습니다. 에너지 공급원인 탄수화물, 단백질, 지방 등 3대 영양소를 비롯해 다양한 비타민, 미네랄, 식이 섬유, 각종 효소, 기능적 역할을 하는 폴리페놀류를 비롯한 각종 피토케미컬 등이 그것입니다.

식품의 산업화와 함께 이러한 기본 조건을 무력화시키는 가공식품이 넘쳐나면서 암을 비롯한 각종 현대병들이 급속히 늘어났다는 점은 우리에게 시사하는 바가 큽니다. 암을 비롯한 현대병이 세포 변질이나 기능 상실이 동반된 대사 질환이라는 측면에서 치유 식이에 대한 중요성은 아무리 강조해도 지나치지 않습니다.

5. 치유 조건으로서 신체적 조건

우리 몸은 수많은 혈관, 신경, 림프관이 거미줄처럼 연결되어 있고 각종 신경망과 혈액, 림프액 순환을 기반으로 신경계, 소화기계, 순환기계, 내분비 기관들이 조율되고 작동됩니다. 이러한 작용들이 원활하게 이루어지기 위해서는 바른 근골격이 필수입니다. 골격의 뒤틀림은 근육의 경직과 뭉침으로 나타나고, 각종 통증과 혈액과 림프 순환의 문제로 나타나고, 세포들의 기능상 많은 문제를 야기할 수 있기 때문입니다.

6. 치유 조건으로서 관계적 조건

인간은 동굴 속에서 홀로 살아가는 존재가 아닙니다. 인간은 복잡한 인간 관계망 속에서 살아가며 그 관계 속에서 자신의 위치를 자리매김하고 존재 의의를 찾습니다. 저 역시 그랬지만 많은 암 환우분들을 만나면서 그 환우를 둘러싼 다양한 관계 속에서 상대방 눈치 보기, 외로움, 미움, 원망, 적개심 등이 환자의 치유를 막는 아킬레스건으로 작용하는 것을 아주 많이 보았습니다. 환자인 나를 둘러싼 모든 관계를 적어도 치유에 방해되지 않도록 조정하고 개선하는 노력은 치유 조건의 매우 중요한 영역이 됩니다.

7. 치유 조건으로서 환경적 조건

우리 몸은 항상 주변의 온갖 요소들로부터 영향을 받고 있습니다. 깨끗한 환경은 건강에 미치는 영향이 지대하기에 현대 사회의 매우 중요한 이슈이며, 특히 여러 질병으로 고통받는 환우들에게는 회복과 치유의 중요한 요소가 됩니다.

우리 몸에는 기본적으로 정상화되려는 복원력, 회복력이 존재

합니다. 이러한 회복력이 제대로 작동하기 위해서는 외부 독소들의 유입을 막는 것이 필수적입니다. 또한 깨끗한 자연과 숲에 존재하는 피톤치드, 음이온 등이 면역력을 강력히 증대시킨다는 것은 이미 밝혀진 사실입니다.

8. 치유 조건으로서 트라우마 해소

인간은 살아가는 동안 온갖 사건을 경험하면서 이를 통해 다양한 감정을 가지게 됩니다. 낙방이나 실패에서 오는 좌절감, 실수했을 때 느끼는 창피함, 각종 사건 사고에서 경험하는 공포감과 불안감 등등 살아오면서 겪는 부정적 사건과 일들에서 경험한 감정은 시간이 지난다고, 의식하지 않는다고 없어지는 것이 아닙니다. 나의 무의식에 남아 어떤 형태로든 현재의 나에게 부정적 영향을 끼칩니다. 그것은 인생의 여러 과정에서 어려움으로 발현되기도 하지만 건강적인 측면에서 치유력과 면역력이 발현되어야 할 때 이를 막아 숱한 문제를 야기하기도 합니다. 이의 극복은 치유에 있어 주요 과제 중 하나입니다.

자연치유는 저절로 낫는 것이 아닙니다. 저절로 낫는 것처럼 보이지만 그 이면에는 엄격한 조건들이 있는 것입니다. 앞에서 언급한 내용들이 이러한 치유 조건들입니다. 치유 조건들의 충족은 가능하고 그 방법론들은 얼마든지 있습니다. 우리 몸은 질병에 걸리지 않을 수 있는 완벽한 시스템을 갖추고 있습니다. 그 시스템의 기본은 세포이고, 이 세포들이 건강하게 제 기능을 할 때 우리는 건강한 삶을 누릴 수 있습니다. 이 세포들이 제대로 기능하기 위해 눈에 보이는 것들만 관심을 갖는 경우가 많습니다. 많은 암 환자들 역시 무엇을 먹으면 좋을지를 찾는 데 혈안이 되어 있습니다. 하지만 이러한 눈에 보이는 조건들이 세포의 삶의 질에 반영되기 위해 전제 조건으로 필요한 것은, 눈에 보이지 않는 치유 조건들입니다.

눈에 보이는 것들은 기본적으로 행해야 하는 것이고 정말 중요한 것은 관념적, 정서적, 정신적, 관계적 조건과 트라우마 해소 같은 보이지 않는 치유 조건들이며 내가 어떤 감정 상태이고 어떤 생각을 갖고 있느냐에 따라 암 치료는 전혀 다른 결과로 나타납니다. 내 생각이 느낌과 감정을 바꾸고, 바뀐 나의 느낌과 감정은 세포들의 삶의 조건을 형성하는 데 지대한 영향을 미치기 때문입니다.

물질적으로 유복한 환경에서 자란 아이들이 범죄자가 되거나 반사회적 인물이 되는 경우가 종종 있습니다. 그 부모가 불화하고, 정서적으로 학대를 받으며 자란다면 아무리 풍요로운 환경이라도 건강한 인격체로 성장하기 어렵습니다.

세포들도 마찬가지입니다. 세포의 생존 환경을 결정하는 건 물질적 여건만 있는 게 아닙니다. 나의 정서적·정신적인 조건이 상당한 역할을 합니다. 특히 암을 치유하려는 사람에게는 암을 어떻게 인지하고 있느냐의 여부가 매우 중요합니다. 똑같은 환경과 조건에서도 행복한 기억을 떠올릴 때의 체내 환경과 공포를 기억할 때의 체내 환경은 완전히 달라집니다.

나의 생각은 변연계와 시상하부에 영향을 주고, 이에 영향을 받은 내분비계와 자율 신경계는 세포의 삶의 환경에 지대한 영향을 미치며, 호르몬 체계에 급격한 변화를 가져옵니다.

건강한 세포로 회복되기 위한 우리 몸의 다양한 치유 조건들이 어느 하나 무너짐 없이 최소한의 기준이 충족될 때 우리가 원하는 치유는 반드시 빠르게 올 것입니다.

암 치유 식이요법의 원칙들과 구체적 방법들

암은 우리 인류와 역사를 같이해왔지만 그리 흔한 질병은 아니었습니다. 그런데 식품이 산업화되는 시점부터 암은 폭발적으로 증가했습니다. 우리 몸이 정상적 대사를 유지하기 위해서는 비타민, 미네랄, 식이 섬유, 효소, 피토케미컬 등 필수 성분들이 공급되어야 하는데 식품의 산업화로 인해 그것들이 다 깎여나간 정제 가공식을 섭취하면서부터 암을 비롯한 현대병들이 폭발적으로 늘어나기 시작한 것입니다.

50여 년 전 미국에서 의료비가 국가 재정에 부담이 될 정도로 폭증하자 그 원인을 파악하기 위해 미국 국민들의 질병과 건강에 대한 포괄적인 조사가 이루어집니다. 그 결과, 유명한 '맥거번 리포트'가 나옵니다. 여기서의 결론을 간단히 소개하면, 암이나 심장병 같은 여러 가지 만성 질환은 정제 가공식과 육식 위주의 그릇된 식생활이 낳은 병이다, 이런 현대병은 병원에서 약으로는 치유할 수 없다, 현대병은 음식을 바꿔야 고칠 수 있으며 지금 당장

식생활 개선에 온 힘을 기울여야 한다는 것입니다. 이 보고서가 나온 것이 10년, 20년 전도 아니고 무려 50년 전입니다. 하지만 여전히 현대 의학은 3대 요법만 고수하고 있습니다.

어느 학자는 "대중의 인식을 바꾸는 데에는 확실한 증거만으로는 부족하다. 그 이상의 무언가가 필요하다"라고 강조했습니다. 천동설과 지동설이 그랬고, 레몬이 괴혈병을 치료한다는 사실을 밝힌 논문이 나온 지 50여 년 가까이 지나서야 표준 치료로 받아들여졌는데 그사이 수많은 사람(특히 영국 해군)들이 처참하게 죽어나간 후였습니다.

저는 생각 습관과 생활 습관을 바꿈으로써 자연치유력, 항상성, 면역력을 높여 암을 치유하는 기본 방식에 수술, 항암, 방사선의 3대 요법이 보조 요법이 되어야 한다고 믿는 사람입니다. 그 이유에 대한 증거는 차고 넘친다고 생각합니다. 우리가 그것을 보면서도 받아들이지 못할 뿐입니다.

여기서 말하는 생활 습관의 가장 큰 부분을 차지하는 것이 식습관입니다. 식습관이 절대적이지는 않지만 암을 비롯한 모든 현대병 치유의 기초이자 기본입니다. 즉 암을 이기는 데 충분조건은 아니지만 필요조건이라고 말씀드릴 수 있습니다.

암의 식이요법으로 저는 두 가지 목표를 설정합니다.

첫째, 혈당 피크가 없는 낮은 일정한 혈당 유지하기.

이는 정상 범위 안에서의 변동 없는 안정된 혈당을 목표로 합니다. 저혈당을 목표로 하는 것이 아닙니다. 저혈당은 목숨을 잃을 수도 있을 정도로 매우 위험합니다. 대부분의 저혈당은 당뇨병 등 혈당 조절이 안 되는 사람들에게서 급격한 혈당 변화로 인해 인슐린이 과도하게 분비되면서 일어나는 경우가 많습니다.

이는 우리 몸이 아직 면역력이 갖추어지지 않은 상태에서 변동 없이 낮은 일정한 혈당을 유지함으로써 포도당 대사 능력이 뛰어난 암이 크는 것을 최대한 막고, 그사이 우리 몸을 해독하고 인슐린 저항성을 개선해 면역력이 살아나게 하는 기본 조건을 갖추기 위해서입니다.

둘째, 가공된 정제 탄수화물, 동물성 단백질과 지방은 일절 금하고 다양한 비타민, 미네랄, 식이 섬유, 효소, 피토케미컬 등을 일반인의 섭취량에 비해 다량 섭취하기.

선진국일수록 암이 많고 후진국에는 암이 적다고 합니다. 잘 먹고 잘사는 국가일수록 암이 많다는 의미입니다. 잘사는 우리나라는 암이 넘쳐나지만 유전 형질이 같은 북한에는 암이 거의 없다고 합니다. 잘 먹고 잘사는 나라들에서 왜 암이 많을까요? 무엇을 잘 먹느냐가 중요합니다. 앞서 언급한 것처럼 식품이 산업화되면서 암을 비롯한 현대병은 급증하기 시작했습니다. 대부분의 잘사는 나라들이 고칼로리, 고지방, 고단백 위주의 정제 가공식품과 과도

한 동물성 식품 위주의 서구화된 식단을 따르고 있는데 이것이 암화된 몸을 만드는 일등 공신이라는 의미입니다. 미세 영양소들이 깎여나간 정제 가공식품을 과하게 섭취할 때 다양한 대사적 문제들이 생기고 고칼로리 음식을 소화하는 과정에서 다량의 활성 산소가 발생하면서 유전자 변형을 일으키게 됩니다. 이 때문에 우리 몸에서 현대병의 근간인 대사적 문제들을 해결하고 활성 산소를 제거하려면 항산화 성분들의 충분한 섭취와 함께 각종 암을 예방하고 몸을 해독하기 위해 기존처럼 정제 가공식품 위주로 잘 먹어야 하는 것이 아니라 각종 비타민과 미네랄, 식이 섬유, 수많은 효소, 다양한 피토케미컬들이 듬뿍 함유된 자연식 위주로 먹어야 합니다. 몸을 해독하려면 간에 다량의 비타민과 미네랄이 있어야 합니다. 해독이 먼저 이루어지지 않으면 암 친화적인 몸의 환경이 바뀌지 않습니다.

그렇다면 이 두 가지 목표를 달성하기 위해 구체적으로 어떻게 해야 할까요?

1. 육식 금하기(생선, 달걀, 가금류 포함/1년간은 필수)

고기에는 과다 섭취했을 때 암의 원인이 되는 단백질, 지방이 많이 들어 있고, 정상적 대사 회복을 위한 비타민, 미네랄, 효소, 식이 섬유, 피토케미컬은 거의 없거나 전혀 없습니다. 또한 동물성 식품에는 암을 키우는 성장 인자 물질이 다량 함유되어 있습니다.

물론 우리 몸의 건강을 위해서는 일정량의 단백질, 지방이 필요합니다. 하지만 현미와 과일, 채소에도 다 들어 있으며 특히 콩과 식물성 음식으로도 충분히 가능합니다. 백 보 양보하여 동물성 단백질이나 지방도 우리 몸에 필요하기 때문에 고기를 먹어야 한다 치더라도 현대의 육류 생산 시스템에서 생산되는 고기들은 각종 항생제와 호르몬, 성장 촉진제, 그리고 좁은 우리에서 갇혀 지내며 스트레스 호르몬으로 찌든 고기입니다. 과연 이런 고기를 먹고 건강한 사람도 아닌 암 환자가 회복하는 데 도움이 될지 의문입니다.

병원에서 치료를 포기한 사람 중 장기 생존자들의 생활 패턴을 조사한 캐나다의 한 논문에 따르면, 완전 채식이 80% 이상이었습니다. 저는 고기는 있어도 먹지 않을 것이고 필요도 없다고 생각하지만 굳이 육식을 해야 하는 상황이거나 해야겠다면 방사해 기른 가축이나 유기농 인증을 받은 고기를 소량 드시는 것이 그나마 낫다고 말씀드리고 싶습니다.

2. 정제 탄수화물 금하기

탄수화물은 우리 몸에서 포도당으로 바뀌어 중요한 에너지원으로 쓰이지만 흰밥 등 정제 탄수화물을 섭취했을 때 빠르게 포도당으로 전환되면서 혈당 피크 현상을 일으키고, 급속도로 높아진

혈당은 포도당 수용 능력이 뛰어난 암이 빠르게 성장하는 환경이 됩니다. 당이 조절되지 않는 당뇨병 환자의 암 발생률이 높고 예후가 나쁘다는 사실은 많은 논문에서 밝혀진 사실입니다. 또한 포도당을 대사하기 위해 나오는 인슐린은 암을 성장시키는 주요 인자이기도 하며, 우리 몸에서 암의 성장을 돕는 염증을 일으킵니다. 정제 가공식품이 야기한 혈당 피크 상황에서 우리 몸은 인슐린이 다량 분비됨과 동시에 IGF-1이라는 성장 인자 물질이 추가로 분비되면서 암이 더욱 빠르게 자라는 환경을 제공합니다.

3. 현미식을 할 것

현미도 탄수화물이기 때문에 2번과 배치된다고 생각하시는 분도 계실 겁니다. 물론 주성분이 탄수화물이지만 복합 탄수화물이어서 혈당을 천천히 올리기 때문에 정제 탄수화물과는 다릅니다. 또한 비타민, 미네랄, 식이 섬유뿐 아니라 가바, 감마오리자놀 같은 항암 및 기능성 성분도 풍부합니다. 일반적으로 건강식을 현미 자연식이라 표현합니다. 그만큼 현미는 건강식의 중심입니다.

고구마, 밤 등도 매우 훌륭한 탄수화물 공급원입니다.

4. 녹즙을 마실 것(하루 최대 2L를 추구하되 몸 상황에 맞게 섭취)

우리 몸이 정상적인 대사 활동을 하기 위해서는 필수적인 온갖 비타민과 미네랄, 식이 섬유, 각종 효소, 다양한 피토케미컬 등의 충분한 공급이 따라야 합니다. 이러한 성분은 주로 채소, 과일 등에 많이 들어 있는데 문제는 이러한 성분들이 우리 인간은 소화할 수 없는 불용성 섬유질 안에 많이 있어 섭취해도 흡수율이 매우 낮다는 데 있습니다. 특히 암 환자는 일반인에 비해 소화 흡수율이 아주 낮습니다. 따라서 먹더라도 흡수율이 낮다면 아무리 좋은 음식이라도 효용성이 크게 떨어집니다. 이 때문에 순수한 비타민, 미네랄, 각종 효소, 다양한 피토케미컬들을 충분히 섭취하기 위해서는 불용성 섬유질을 제거한 순수 진액인 즙 형태로 드셔야 하는 겁니다.

같은 양의 채소를 섭취했을 때 불용성 섬유질을 제거한 즙 형태로 먹을 경우 소화기관에 부담을 주지 않으면서도 흡수율은 네 배 가까이 높아집니다. 이는 같은 양의 채소를 먹더라도 즙 형태로 섭취하면 소모성 질환인 암 환자들이 소화 흡수하는 데 에너지를 최소한으로 쓰면서도 훨씬 많은 유효 성분들을 섭취할 수 있다는 의미입니다. 암 환자들뿐 아니라 현대인에게도 필요한 각종 영양소를 가장 빠르게 섭취하는 방법입니다.

또한 섬유질도 혈당 피크를 막아주고 장 건강에 필수적이기에 식사할 때 생채소, 현미, 껍질째 먹는 과일 등을 통해 충분히 공급해주어야 합니다. 우리 면역의 70%를 장이 관장하는데 장 건강의 핵심은 세균총(細菌叢)의 균형에 있고, 그 균형을 이루기 위해서는 유산균의 먹이인 섬유질을 꼭 섭취해야 합니다.

5. 암에 좋다는 특정 음식 과용하지 않기

자연치유는 건강성을 회복하려는 노력입니다. 식이에서 건강성 회복을 위한 중요한 조건은 필요 영양소들의 균형이지, 특정 성분의 과잉에서 오는 것이 아닙니다. 미세 영양소들은 상호 영향을 받으며 팀플레이를 하기 때문에 균형이 핵심입니다. 편중된 식사는 이 균형을 깨기 쉽습니다. 기본적으로 음식은 약이 아닙니다. 알아야 할 것은 특정 음식이나 성분이 암에서 우리를 절대 구할 수 없다는 사실입니다.

물론 한 가지 음식을 먹고 암을 이겼다고 주장하는 분이 많이 있습니다. 저는 그 음식 때문에 암이 나았다고 생각하지 않지만 만약 백번 양보해서 그 음식 때문에 암이 나았다 해도 사람마다 암종이 다르고 체질이 다르며 약효를 나타내는 양도 천차만별입니다. 목숨을 담보로 아주 낮은 확률의 요행을 바라고 도박하는 것과 다를 바 없는 일입니다. 제 경우엔 주변에서 암에 좋다는 음식을 소문 듣고 준비해오시면 거부하지 않았습니다. 다만 균형 잡힌 식이 바탕 위에서 하루 세 번 먹는 것은 하루 한 번, 하루 한 번 복용은 격일로 먹었습니다. 미세 영양소들은 단독으로 작용하는 것이 아니라 팀플레이를 합니다. 특정 성분의 과다 섭취는 이러한 균형을 깨기 쉽습니다. 그래서 온전한 치유 식이를 할 때는 이렇게 정량보다 줄여 먹는 것이 좋습니다.

우리가 식사하는 가장 기본적인 이유는 에너지를 얻기 위함입니다. 에너지가 있어야 나의 일상 활동과 체내 생명 활동이 가능하니 생존을 위해서는 필수적입니다. 그런데 건강과 치유의 입장에서 보면 식사는 단순히 에너지를 얻기 위한 과정만이 아닙니다. 만약 식사의 유일한 목적이 에너지를 얻는 것이라면 정크 푸드든 뭐든 가릴 필요가 없습니다. 에너지는 정크 푸드를 통해서도 얼마든지 얻을 수 있습니다. 식사를 통해 에너지를 공급받는 것 외에 중요한 의미는 무엇일까요?

우리는 질병을 일으키는, 피할 수 없는 다양한 상수들 속에 살고 있습니다. 세균, 바이러스, 먼지, 생체 독소와 외부에서 유입되는 독소들, 매일매일 생기는 암세포 등이 그렇습니다. 하지만 우리는 건강할 때는 질병에 걸리지 않고 잘 살아갑니다. 이것이 가능한 이유는 우리 몸은 다양한 질병을 야기하는 세균, 바이러스, 암세포 등에 대응할 완벽한 방어 시스템을 갖추고 있기 때문입니다. 그래서 우리는 이런 것들과 함께 살면서도 질병에 걸리지 않는 것입니다.

그런데 이 완벽함을 유지하고 복원하는 데 있어 필수적이지만 우리 몸에서 생성되지 않아 반드시 외부에서 공급받아야 하는 물질적인 요소들이 있습니다. 그것은 필수 아미노산, 필수 지방산, 각종 비타민과 미네랄, 식이 섬유, 수많은 효소, 질병을 예방하는 등 여러 기능성 역할을 하는 다양한 피토케미컬 등입니다. 그런데 식품의 산업화로 정제 가공식품, 정크 푸드에 노출되는 빈도가 늘어나면서 우리가 빠르게 병들어간 이유는, 정제 가공식품이나 정크 푸드를 통해 에너지는 충분히 공급받을 수 있지만 우리 몸에 필수적인 다양한 미세 영양소들은 다 깎여나간 불균형한 식사이기 때문입니다. 이는 여러 대사적 문제를 야기하고 세포의 기능 이상과 변질을 가져옵니다. 현대병의 본질은 세포의 기능 이상과 변질이며, 그 변질의 끝판왕이 암입니다. 그뿐만 아니라 정크 푸드에는 우리 몸을 병들게 하는 색소를 비롯한 각종 첨가물, 정제 설탕과 정제 소금, 트랜스 지방 등 나쁜 지방, 방부제, 독소 등이 잔뜩 들어 있습니다.

따라서 치유 식이의 본질은 필요한 에너지를 충분히 얻는 식사 과정에서 우리 몸의 건강성을 유지하기 위한 정상적 대사 활동에 빠져서는 안 될 필수 아미노산, 필수 지방산, 여러 비타민과 미네랄, 식이 섬유, 각종 효소, 다양한 피토케미컬 등이 충분히 공급받고, 식사 과정에서 우리 몸을 병들게 하는 색소를 비롯한 각종 첨

가물, 정제 설탕과 정제 소금, 트랜스 지방 등 나쁜 지방, 방부제, 독소 등은 철저히 배제된 식사를 하는 것이라고 정리할 수 있습니다. 이러한 식사의 구체적 방법들로 현미 채식, 가공을 최소화한 자연식, 녹즙, 선식 등을 제시하는 것입니다.

암 치유 식이요법을 논하기 전에 지켜야 할 것들

암 환자는 어떤 음식이 몸에 좋은지 궁금해하고 암에 좋다는 음식들을 찾아다닙니다. 그런데 무엇을 드셔야 하는지 암 치유 음식들에 대해 말씀드리기 전에 우리가 알아야 할 것들이 있습니다. 그 첫 번째가 바로 다작(多嚼)입니다. 사실 무얼 먹느냐보다 많이 씹는 게 훨씬 중요합니다. 자연치유 노력은 세포가 살기 좋은 조건을 조성하려는 노력이기도 합니다. 그런데 아무리 좋은 것도 대충 씹어 먹으면 세포에는 독이 되는 경우가 많습니다.

과식이 나쁜 것은 과도하게 체내 효소를 낭비하게 하고 처리 과정에서 다량의 활성 산소와 장에서 음식물이 썩으면서 다량의 독소와 노폐물이 나오기 때문인데 소식할지라도 대충 씹어 먹으면 장에서 흡수될 만큼 화학적(탄수화물), 물리적으로 처리되지 못해 비슷한 현상이 나타납니다(몸에 좋다고 먹는 선식을 물이나 우유에 타서 꿀꺽꿀꺽 마시는 것은 반드시 삼가야 합니다).

또한 우리 몸 기초 대사에 쓰이는 에너지의 가장 큰 부분이 소화와 흡수입니다. 우리가 생각하는 것보다 엄청난 에너지가 먹은 것을 처리하는 데 쓰인다는 말이지요.

그런데 암 환우 대부분은 이 소화 흡수 기능이 터무니없이 안 좋은데 대충 씹어서 넘기면 이를 소화하기 위해 많은 에너지와 소화 효소를 낭비하게 될 뿐 아니라 그러한 노력에도 불구하고 소화 흡수가 잘될 리 없습니다. 그냥 장에서 썩게 됩니다(채식하는데도 가스가 많이 차고 방귀 냄새가 심하다면 이런 이유 때문입니다).

암 환자는 소화 흡수에 쓰는 에너지를 최소화하여 남은 에너지를 내 몸의 자연치유력에 쓰이도록 해야 합니다. 그러기 위해서는 암 환자에게 가장 필요한 영양소가 함유된 음식들을 입에서 물리적 소화를 다 끝낸다는 생각으로 다작하여 드셔야 합니다.

특히 탄수화물은 타액이 소화액이기에 입에서 화학적·물리적 소화를 다 끝낸다는 생각으로 드셔야 합니다. 내 소화기에서는 그냥 흡수만 하면 된다 할 정도로 말입니다(물리적으로 잘게 부서져야 적은 소화액으로도 화학적 소화가 일어납니다).

그럴 때 에너지와 소화 효소도 절약되고 그 여분이 내 몸의 자연치유력에 쓰이는 겁니다.

TV 교양 프로그램 〈생로병사의 비밀〉 '소식다작' 편에 따르면, 100번 정도 씹었을 때 나오는 타액이 소화에 가장 적정한 산도(pH 6.8)가 된다고 합니다. 이것은 암 환자에게 엄청나게 중요한 사항입니다. 그리고 혈당 피크 없는 식사의 핵심 사항이기도 합니다.

또한 먹는 음식 중 독성이나 곰팡이균, 세균, 바이러스들을 타액이 제거하거나 중화시켜줍니다. 그래서 많이 씹게 되면 몸의 염증을 줄이고, 간의 해독 작용에 많은 도움이 됩니다. 그러므로 정크 푸드를 먹더라도 다작하면 그 폐해를 최소화할 수 있습니다.

두 번째는 음식의 신선도입니다.

모든 식품은 시간이 갈수록 점점 산화됩니다. 산화된 식품은 대사 과정에서 활성 산소의 발생을 높이고, 우리 몸의 처리 한도를 넘는 활성 산소는 세포막과 유전자를 공격해 암을 일으키는 원인이 됩니다.

아무리 좋은 식품도 오래돼서 산화되었다면 득보다 실이 많습니다. 녹즙 재료 구하기 어렵다고 한꺼번에 많이 사놓고 드시면 안 됩니다. 특히 오래된 견과류에서 나오는 곰팡이균 독소인 아플라톡신은 간암의 직접적인 원인이 되기도 하고 치명적일 수 있습니다.

세 번째는 물입니다.

노화를 연구하는 학자들은 노화를 "암화되어가는 과정"이라고 정의 내립니다. 암의 가장 주요 인자를 노화로 꼽습니다. 그만큼 나이 든다는 건 암에 가까이 가고 있다는 의미이고, 암 환자가 지속적으로 늘어나는 이유도 고령화와 평균 수명이 늘어나는 것과 연관이 있고 정확히 정비례합니다.

그런데 노화를 달리 정의하는 학자분들도 있습니다. "우리 몸에서 수분이 탈수되어가는 과정"이라고 말입니다. 토실토실한 아기는 체내 수분 함량이 80% 정도지만 나이 들어감에 따라 노인은 그 함량이 50% 내외로 줄어듭니다.

제가 환우분들과 상담할 때 이전 생활 습관에 대한 질문지를 받아보고 이야기해보면 암을 야기할 만한 여러 개인적 요소들이 있지만 물을 충분히 마시지 않았다는 것이 거의 모든 분에게 해당되는 공통점이었습니다. 즉 탈수는 세포 차원의 대사의 급격한 악화를 가져옵니다. 물을 잘 먹지 않는 사람들에게서 암 발병률이 높은 것은 여러 연구를 통해 밝혀진 사실입니다.

그렇다면 그 이유는 무엇일까요? 제가 암도 일종의 대사 질환이라고 말씀드린 바 있습니다. 물은 모든 음식과 약물 대사에 있어 가장 핵심적인 물질입니다. 아무리 좋은 음식이나 약물도 물의 작용이 없으면 몸에서 제대로 쓰일 수가 없습니다.

그리고 물은 혈액의 주요 성분이기에 물을 먹지 않으면 혈액 흐름이 느려지고 세포에 산소와 영양의 원활한 공급과 노폐물 처리가 어려워지고 암화된 몸으로 만드는 저산소, 저체온, 고혈당을 일으키게 됩니다. 혈당 피크 없는 식사를 할 때 그 효과를 충분히 보려면 충분한 수분 섭취가 기본입니다.

한 가지 주의할 점은, 카페인이 함유된 음료나 차는 물로 기능하는 게 아니라 이뇨제로 기능하기에 마신 양의 두 배의 물을 먹어야 본전이 된다는 점을 명심하셔야 합니다(녹차도 마찬가지입니다).

갖은 불편한 증상으로 고생하던 한 여성이 의사의 권유로 물만 먹었을 뿐인데 증상들이 다 해소되고 4주 만에 10년이나 젊어진 사진이 화제에 오르기도 했습니다. 사실 아주 많은 병과 우리를 불편하게 하는 증상들이 물만 충분히 먹어줘도 치료되거나 없어지는 경우가 많습니다. 다만 물은 가급적 따뜻한 물을 드시고 적어도 미지근한 물을 드셔야 합니다.

그런데 여성분들은 물 마시는 걸 어려워하는 경우가 많습니다. 그리고 물이 안 먹힌다고 하시는 분도 많고요. 물 마시는 것도 습관입니다. 습관 될 때까지 의식하고 실천하지 않으면 필요량을 먹는 게 쉬운 일이 아닙니다.

물도 우리 몸이 적응하는 데 시간이 좀 필요하므로 처음부터 너무 많은 물을 드시려 하지 말고 조금씩 늘려나가면 됩니다. 저도 처음에는 밤에 화장실 가는 게 고역이었는데 건강성이 회복되면 좋아집니다. 지금은 그런 일이 없습니다.

이런 기본 요건도 충실히 하지 않으면서 암에 좋다는 치료법과 음식만 좇는 건 정말 뻘짓하는 겁니다. 암을 치유하는 단방 처방은 이 세상에 없습니다. 잘못된 생각 습관과 생활 습관의 개선에 충실히 하면서 기본부터 바꿀 때 치유는 일어나기 시작합니다.

많이 씹고, 물 충분히 먹어야 좋다는 것 누가 모르는 사람 있느냐 반문하실 분도 계실 겁니다. 학창 시절 문제지의 문제를 풀다 생각이 안 날 때 뒷면 답을 보고는 아~ 내가 아는 거였네, 이런 경험 많이 있을 겁니다. 하지만 그건 아는 게 아닙니다. 그냥 많이 봐서 익숙할 뿐인 겁니다.

지금 식사할 때 한 시간 가까이 되도록 많이 씹고 물을 2L 이상 충분히 마시고 계신가요? 그렇지 않다면 다작과 물의 중요성을 알고 있는 게 아닙니다. 그냥 많이 들어 익숙해서 알고 있다고 착각하는 것입니다. 정상인은 몰라도 암 환자에게 실천하지 않는 지식은 알아도 아는 게 아닙니다.

자연치유와 암에서 나를 구해줄 우상들

외부에 원인이 있는 전염병, 감염, 영양 부족, 외상 같은 과거의
질병(병원에서 충분히 치료 가능합니다)과 달리 세포 변형이 원인이
되는 암이나 그 외 모든 현대병은 제대로 된 자연치유 노력으로
세포의 치유, 회복, 재생을 통해 치유를 이룰 수 있습니다. 그런데
사실 자연치유에 대한 확신으로 처음부터 자연치유 노력을 통해
암을 치유하시려는 분(이런 경우는 거의 없을 겁니다)도 있고, 병원에
서 항암과 방사선 치료의 부작용을 못 이겨 혹은 더 이상 해줄 게
없다는 포기 선언을 받고 어쩔 수 없이 자연치유를 하시려는 분
(거의 대부분의 경우일 겁니다)도 있습니다.

어느 경우든 제대로 된 자연치유 노력을 하면 치유가 가능하다
고 확신합니다. 하지만 안타까운 점은 자연치유를 한다면서 자연
치유가 정확히 무언지 어떻게 하는지도 모르고, 나를 암에서 구해
줄 우상을 찾는 데 모든 에너지를 쏟는다는 것입니다.

제가 누누이 말씀드렸지만 우리를 암에서 해방시켜줄 기적의

단방 처방, 음식, 약초, 치료법은 이 세상 어디에도 존재하지 않습니다. 암이라는 병은 원리적으로 한두 가지 방법으로 낫는 그런 차원의 질병이 아니기 때문입니다.

대부분의 자연치유한다는 사람들은 암에 무슨 음식이 좋다든가, 더 나아가 어떤 암에 무슨 음식이 좋다든가, 아님 구하기 힘든 음식, 약초, 비방으로 제조된 기적의 약 혹은 기적의 치료법을 찾아 나서는 등 이 세상에 존재하지 않는 우상(나를 암에서 구원해줄 어떤 절대적 존재)을 통해 치유하려 합니다. 그러나 존재하지도 않는 우상을 찾아다니느라 황금 같은 시간과 돈을 낭비하며 치유의 기회를 놓치는 것이 안타까울 뿐입니다.

이 세상에 나 자신 혹은 가족을 암에서 구원해줄 우상은 존재하지 않습니다. 반세기 동안 암을 없앨 우상 같은 항암제 개발을 연구한 현대 의학이 암 정복에 실패한 이유도 마찬가지입니다. 과학자들은 현대 의학적으로 암은 원인 치유가 불가능하다고 결론 내렸습니다. 어쩌면 당연합니다. 암세포가 생겨난 몸속 환경은 도외시한 채 암세포의 뒤꽁무니를 졸졸 따라다니며 죽이는 방식으로는 내 몸은 영원히 끝나지 않는 전쟁터가 될 것이기 때문입니다. 사실 암세포와 정상 세포의 차이는 크지 않습니다. 그 작은 차이의 표적을 찾아 공격해봤자 암세포 자체도 생물체로서 환경에 적응하고 그래서 내성이 생깁니다. 그리고 전쟁터(내 몸)는 황폐 그 자체일 것입니다. 그 변화무쌍한 암세포를 뒤쫓아 다니며 죽이는 방식으로는 이길 수 없습니다. 이 정도까지 왔다면 생각의 방향을 바꿔야 할 때가 온 것입니다.

암을 진단받는 환우분들 중에 간혹 억울하다고 말씀하시는 분들이 있습니다. 유기농으로만 먹고 소식하는데 암에 걸렸다, 매일매일 열심히 운동하는데 암에 걸렸다, 술·담배도 하지 않고 주말이면 산에 다녔는데 암에 걸렸다고 말입니다.

그런데 중요한 것은 그분들이 나름 건강을 위해 노력한 것은 사실이지만 우리의 건강이 어느 한두 가지 측면의 노력으로 지켜지는 것이 아니라는 점입니다.

제가 글에서 큰 카테고리로 말하는 핵심 ― 음식, 호흡, 운동, 마음 ― 들이 종합적으로 균형을 이뤘을 때 우리 몸의 운영 체계, 즉 자율 신경 체계가 균형을 이루며 정상적으로 작동하고, 우리 몸의 대사 체계, 소화기계, 순환기계, 내분비계, 신경계 등 각종 우리 몸의 운영 시스템이 정상 작동하게 됩니다. 이를 통해 변형되고 망가지고 퇴화됐던 세포들이 재생, 회복, 치유되고 이에 각종 장기의 기능이 향상되면서 우리 몸 건강성의 핵심인 자연치유력, 면역력, 항상성이 발현되면 이때 비로소 내 몸의 건강성이 회복되고 질병은 치유되는 것입니다.

이것이 자연치유의 원리입니다. 그런데 이를 확신하고 내 몸에 집중하고 치유해야 될 때에 있지도 않은 각종 비법, 비방, 치료법을 찾느라 암 환우에게 얼마 남지 않은 시간과 돈과 노력을 허비하니 안타깝지 않을 수 없습니다. 치유의 핵심은 내 몸 안에 있는 것이지 밖에 있는 것이 아닙니다.

암을 비롯해 현대병이 주는 의미를 잘 알아야 합니다. 우리 몸은 물건이 아닙니다. 내 몸이 어딘가 고장 났다고 고장 난 자동차를 수리 센터에 맡겨 고치듯 병원에 맡겨서 해결될 문제가 아닙니다. 내 몸이 고장 난 것이 아니라(내 몸은 주어진 환경에서 항상 최선을 선택합니다) 주인인 나의 잘못된 생각 습관과 생활 습관 때문에 내 몸이 적응 기제로 선택할 수밖에 없게 된 결과가 암인 것이지 내 몸이 고장 나서 암에 걸린 것이 아닙니다. 다시 말해 암이 우리에게 주는 의미는 내 몸의 최선의 선택지가 암이 되지 않도록(암화된 몸에서 벗어나도록) 잘못된 생각 습관과 생활 습관을 고치라는 내 몸의 마지막 옐로카드, 레드카드이자 울부짖음입니다.

그런데 여기에 나 자신은 하나도 바꿀 노력을 하지 않고 내 몸에 온갖 고통과 부담을 더할 뿐인 과도한 치료를 하니 결과가 어찌 되겠습니까?

물론 응급 상황에서는 무조건 병원의 도움을 받아야 하지만 어떤 경우에라도 나의 잘못된 생각 습관과 생활 습관의 교정이 핵심이고 먼저라는 사실을 잊어서는 안 됩니다.

저는 식이요법이라는 말을 좋아하지 않지만 널리 통용되는 말이니 암 식이요법의 원칙으로 정제 탄수화물, 동물성 지방과 단백질은 최소화하고 비타민, 미네랄, 식이 섬유, 피토케미컬, 엽록소 등을 충분히 먹어야 한다고 말씀드렸습니다.

암 식이요법은 이 원칙만 지킨다면 그 이상도 이하도 어떤 특별한 음식도, 비법도 필요 없습니다. 수백만 원씩 들여 식이요법을 컨설팅받을 하등의 이유가 없습니다. 이 원칙을 지킬 수 있도록 하기 쉽고 자신의 입맛에 맞고 먹기 편한 방식으로 행하면 그뿐입니다.

꼭 값비싼 음식이나 암에 좋다는 개똥쑥이나 차가버섯, 후코이단을 먹어야, 아님 대대로 내려오는 특별 제조된 약초를 먹어야, 값비싼 특별 치료를 받아야 암이 낫고 그렇지 않으면 낫지 않는 것이 아닙니다(그렇다고 필요 없고 무의미하다는 의미는 아닙니다. 성패를 가르는 절대적 요소가 아니라는 뜻입니다).

암에 좋다는 값비싼 음식, 약, 대체 치료를 못 먹고 못 받는다 해서 불안해할 것 전혀 없습니다. 치유는 우리 몸의 완벽함을 가져올 필요 성분들의 균형에서 오는 것이지 특정 성분의 과잉에서 오는 것이 아닙니다. 자연치유의 요소들이 내 몸에서 조화를 이루면 이런 비싼 것들 안 먹어도 낫고 조화를 이루지 못하면 아무리 비싸고 좋은 것 먹어도 낫지 않습니다. 이런 거 먹고 낫는다면 암이 그야말로 암이겠습니까?

저는 이 식이요법의 목표를 달성하는 데 녹즙이 가장 효율적인 방법이라 생각하고 적극 추천하고 있습니다. 그런데 문제는 많은 분들이 녹즙을 암에서 구해줄 우상으로 여기는 것입니다.

식이요법도 자연치유의 여러 요소 중 하나일 뿐이고 녹즙도 암 식이요법의 원칙을 이루는 많은 방법론 중 하나일 뿐이지 녹즙이 암을 치유하는 도깨비방망이는 아니라는 겁니다.

식이요법을 아무리 열심히 해도 다른 요소들과 조화를 이루지 못하면 소용없는 것입니다.

만들기 힘든 데다 맛도 없는 녹즙 말고 다른 방식으로 암 식이요법의 원칙을 달성하는 자신만의 방법이 있다면 그 방식이 좋은 것입니다. 물론 녹즙은 암의 발생, 전이를 억제하고 사멸시키는 데 기여하며 면역력을 증강시킵니다. 그렇다고 이것만으로 암이 낫는다는 것을 뜻하는 건 아닙니다.

우리는 흔히 어떤 음식, 식재료에 항암 성분이 있다고 해서 그걸 먹으면 암이 없어질 거라고 생각하는데 정말 큰 착각입니다. 그 음식의 항암 성분이 내 몸에서 암을 없애는 항암 물질로 작용하려면 트럭째 사놓고 며칠 만에 먹어야 할 것입니다.

하지만 그걸 다 먹기 전에 위하수, 소화 불량이나 영양 불균형 등으로 응급실에 실려갈 것입니다. 적포도주에 항암 물질이 있다고 합니다. 그런데 전문가들의 말에 따르면, 이 포도주로 실제 항암 효과를 보기 위해서는 하루에 수십 병을 마셔야 한다더군요. 암이 없어지기도 전에 알코올 중독으로 먼저 가실 겁니다.

어떤 특정 음식을 먹어 나았다고 주장하는 사람들이 많습니다. 물론 그런 방법도 도움이 되겠지만 사실 그 특정 음식 때문에 나은 것이 아닙니다. 항암 성분이 있는 음식 대부분이 우리 몸에 필요한 성분을 가진 좋은 음식입니다. 이 음식들이 우리 몸의 영양적인 측면에서 필요한 부분들을 채워줌으로써 자연치유 조건 중 하나를 만족시켜주는 것뿐입니다.

이런 음식에서 항암 성분보다 그 외 더 구체적인 의미를 찾는다면 혈당 피크를 억제하는 채소와 과일에 다 들어 있는 신생 혈관 억제 성분이 암을 억제하고 그사이 호흡, 음식, 마음, 운동을 통해 앞서 말한 자연치유 시스템이 정상적으로 작동하면서 암이 내 몸에서 존재할 필요성이 없어지면 눈 녹듯 없어지는 경우가 있는 것입니다.

곰팡이가 심하게 피어 있는 방에 곰팡이 방지제를 뿌리고 벽지를 뜯어내고 다시 도배한다 해도 잠시 사라질 뿐 곰팡이가 없어지지 않는다는 것을 잘 아실 겁니다. 방에 불을 때고 환기를 자주 시켜서 쾌적한 환경 조건을 만들어주면 곰팡이는 존재 이유가 없어져 저절로 사라지는 것입니다.

이 세상에 존재하지도 않는 우상을 찾는 데 그 귀중한 시간과 돈과 정력을 낭비하지 마시고 자연치유의 원리를 이해하고, 이를 통해 암의 공포에서 벗어나 내 몸을 믿고 집중하여 원래의 건강성을 찾아 나선다면 암과 질병으로부터의 자유를 누리실 수 있을 거라 확신합니다.

가공식품 먹는 게 나쁠까?
참는 스트레스가 더 나쁠까?

암 치유에 방해되지만 먹고 싶은 가공식품 먹는 것보다, 그걸 참는 스트레스가 더 나쁜 거 아닌가요? 이렇게 묻는 분이 많습니다. 스트레스 자체가 암의 원인이자 우리 몸을 망가뜨리는 모든 질병의 원천이기에 그렇게 생각하시는 분이 많은 듯싶습니다.

치병에 있어 명확한 답이 정해진 경우는 많지 않은데 이에 대한 답은 명확합니다. 적어도 지향점은 분명합니다. 그 명확한 답은 "가공식품은 먹어도 안 되고, 먹고 싶은 것을 참는 과정에서 (나쁜) 스트레스를 받아도 안 된다"입니다.

양자택일의 문제인데 이게 무슨 소린가 싶겠지만 이것이 정답이고 실제 그렇습니다. 그럼 왜 그런지 하나씩 따져보겠습니다.

우선 왜 치유 식이에 있어 평소 좋아하는 가공식품을 비롯한 금기 식품들을 먹으면 안 되느냐 하면 암의 의미를 되새겨보았을 때 너무나 당연히 당위론적으로 치병에 있어서는 금기 식품들을 금해야 합니다.

암은 재수 없게 암 환자랑 밥 먹다 암 환자가 한 재채기를 통해 공기 중에 흩뿌려진 암세포를 내가 흡입해서 생긴 병이 아닙니다. 암은 잘못된 생각 습관과 생활 습관으로 내 몸의 정상 세포들이 세포들을 둘러싼 황폐해진 미세 환경의 변화에 따른 결과일 뿐입니다. 그렇기에 암의 의미는 그동안의 삶의 방식이 지속 가능한 삶의 패턴과 방식이 아니었다는 것을 의미합니다. 그래서 제가 강의 때 암을 진단받고 제일 먼저 해야 할 일이 지난 삶에 대한 '철저한 반성'이라 말씀드리는 것입니다.

그 지속 가능하지 않은 삶의 패턴과 방식에서 중요한 것이 바로 잘못된 식이입니다. 그런데 지속 가능하지 않은 이전의 생활 패턴을 지속하겠다는 건 반성이 없는 것이고, 그러면 암의 원인을 제거 혹은 개선하지 못하고 당연히 암화된 몸에서 벗어나지 못함을 뜻하며, 내가 원하는 치유는 불가능함을 뜻합니다. 이는 도박 중독자에게 도박을 허용하면서 도박 끊길 기대하는 것과 같습니다.

이전 삶의 방식에 대한 철저한 반성이 없다면 치유 적합적 생각 습관과 생활 습관의 개선은 굉장히 어려운 일이 될 것이고, 엄청난 스트레스를 피할 수 없게 됩니다.

과도한 동물성 식품 및 가공식품 섭취와 암 발병률의 관계는 이미 명확히 밝혀져 있으며, 현대 의학도 암의 주요 원인으로 보고 있습니다. 그런데 이미 암을 진단받고 치병하는 환우가 기존의 식

습관을 그대로 유지한다는 건 치병 당사자인 제 입장에선 받아들이기 어렵습니다.

이제 치병 과정에서의 스트레스에 대해 말씀드리겠습니다. 스트레스는 만병의 근원이자 암의 원인이기도 하며, 우리 몸의 치유를 근본적으로 무너뜨리는 가장 강력한 요소이기도 합니다. 그 때문에 하기 싫은 거 하고 먹고 싶은 거 참는 스트레스를 받기보다는 차라리 하기 싫은 건 하지 않고 먹고 싶은 건 먹는 게 낫다고 말씀하시는 분이 대단히 많습니다. 우선 먹고 싶은 거 먹는다는 건 치유를 하지 않겠다는 것과 거의 같다는 걸 앞서 말씀드렸고, 그럼 그 과정에서의 스트레스는 어떻게 할 것인가를 생각해보겠습니다.

다양한 스트레스의 본질과 그 극복법은 굉장히 광범위해서 모두 다루기는 어렵고, 여기서는 치병 과정의 스트레스에 국한해서만 쓰겠습니다.

스트레스에는 두 종류가 있습니다. 나쁜 스트레스와 좋은 스트레스. 스트레스가 나쁜 것은 일반적인 상식인데 좋은 스트레스가 있을까요?

처음 스트레스 개념이 나올 때 쥐의 척수를 자르고, 전기 고문을 하고 엄청난 굉음을 들려주는 등 생쥐가 감당치 못할 고통을 가하면서 그 과정의 스트레스가 생쥐의 몸에 어떤 반응을 일으키는지만을 보고 우리는 스트레스를 무조건 나쁜 것으로 생각하지만 사실은 그렇지 않습니다. 다른 의미의 스트레스, 즉 어떤 목표의 달성 과정에서 받는 스트레스는 오히려 우리 몸과 생활에 활력을 불어넣어주고 효율을 높여줍니다.

제2차 세계대전 때 포로들에게 고통을 주고 그들을 길들이기 위해 시킨 작업이 있습니다. 작업 내용을 보면 오전에 삽 한 자루씩 주고 이유 불문 땅을 파게 합니다. 오전 내내 삽질하며 땅을 팝니다. 그런데 오후가 되면 그 구덩이를 다시 메우게 합니다. 그다음 날도 똑같은 과정이 반복되고 이 과정이 수십, 수백 일 동안 반복됩니다. 그야말로 미치는 것이죠. 아무 의미 없는 일의 반복, 아무 의미 없이 겪는 이런 고통과 그 과정에서의 인내는 엄청난 파괴적인 스트레스가 됩니다. 우리는 어떤 의미 없는 일을 해야 할 때 그리고 일방적으로 참고 견딜 때 엄청난 스트레스를 받고, 그것은 우리 몸을 황폐화시키는 나쁜 스트레스가 됩니다.

포로 입장에서 내 것은 아니더라도 무언가 작품(건물)이 만들어지는 결과물이라도 있다면 그 과정에서 보람을 느끼며 노동의 의미라도 찾고 견딜 텐데 오후에 다시 메울 땅을 파고 있으니, 그리고 오전에 판 땅을 다시 메우고 그리고 내일 다시 팔 땅을 메우고 있으니 얼마나 미칠 노릇이겠습니까?

이처럼 아무 의미 없는 행위의 반복, 의미 없는 고통은 나쁜 스트레스이고 우리 몸을 망가뜨리는 매우 파괴적인 스트레스입니다. 하지만 어떤 목표를 세운 뒤 이를 달성하기 위해 쏟는 유기적인 의미 있는 노력과 그 과정에서의 고통과 인내 등은 나쁜 스트레스가 아니라 나에게 삶의 의미와 목표를 부여하고 이를 이루어가는 매우 의미 있는 과정이고 그 성취 과정은 나의 삶에 활력이 되는 좋은 스트레스가 됩니다(이는 예술가의 창작의 고통에 비유할 수 있습니다. 창작의 과정은 매우 고통스럽지만 새로운 작품을 통해 보상되고도 남습니다).

치병하면서 특히 초기에 과거 좋아하던 음식들을 먹고 싶어 하는 건 너무나 당연하고 충분히 이해합니다. 저도 암 진단 이전에 좋아했던 가공식품들을 먹고 싶었습니다. 그러나 먹고 싶다는 생각이야 굴뚝같았지만 먹겠다는 행위로 옮길 생각은 감히 할 수가 없었습니다. 오히려 가공식품들을 먹게 되면 나의 생존 욕구가 무너지기에 그것이 더 큰 고통이 됩니다.

내 가족의 운명, 행복과 나의 목숨이 달린 치유라는 큰 목표가 있고 그 목표를 이룰 치유 청사진 아래 총체적인 노력을 하고 있으며 이를 통해 온전한 치유와 이후 건강한 삶이 있음을 아는데 어떻게 조금이라도 무너뜨릴 수 있는 타협을 할 수 있겠습니까? 가공식품들을 먹는 것이 오히려 더 심리적 고통이 됩니다(왜냐하면 이러한 일이 반복되면 치유를 이루지 못하고 고통 속에 죽어가는 과정이

기다리고 있음을 알기에). 암에 있어 자연치유 노력은 생존과 관련된 문제입니다. 먹고 싶은 욕구가 생존의 욕구를 넘어설 수는 없습니다. 생존의 욕구 앞에서 먹고 싶은 욕구는 제압당합니다.

내가 먹고 싶은 것을 참는 것이 나쁜 스트레스로 작용한다면 이는 '치유 청사진'이 없기 때문입니다. 내가 왜 이런 노력을 하고 또 참아야 하는지에 대한 맥락과 논리, 근거를 모르기에 그리고 이러한 과정을 통해 치유라는 목표를 이룰 것임을 알지 못하기에 포로가 다시 메울 땅 파고 다시 팔 땅 메우는 일처럼 그저 의미 없이 참는 과정, 그저 견디는 과정으로 여기기 때문일 것입니다.

치유 청사진 아래 총체적인 자연치유 노력을 할 때 그 과정의 노력, 인내와 고통의 스트레스는 암 치유는 물론이고 이후의 건강한 삶을 지탱할 내 몸을 만드는 과정이기에 먹고 싶은 것을 참는 어려움은 오히려 치유를 이루어가는 좋은 스트레스로 작용해 오히려 활력제가 됩니다.

지금 실천하고 있는 자연치유, 그 과정에서의 인내와 노력은 지금 본인에게 나쁜 스트레스입니까? 좋은 스트레스입니까?

암 치유 운동의 원칙

인간은 동물입니다. 동물은 움직이지 않으면 모든 세포들의 기능이 급속히 쇠퇴합니다. 운동을 하면 혈당이 떨어지고 체온이 올라가며 혈류가 활발해지면 산소 포화도가 올라갑니다. 운동은 우리 몸을 암화된 몸으로 만드는 저산소, 저체온, 고혈당 상태를 일거에 해소하는 도깨비방망이와도 같습니다. 많은 암 치유 사례를 살펴보면서 식이요법을 안 하고 치유된 경우는 봤어도 운동하지 않고 치유된 경우는 보지 못했습니다.

지금 유럽에서는 운동을 지금까지 수술 후 회복이나 몸의 기능 향상이라는 이유에서 벗어나 항암제로서의 운동을 임상 중에 있습니다. 결과는 안 봐도 뻔합니다. 운동은 항암제입니다.

운동은 여러분이 받고 있는 어떤 값비싼 치료나 항암, 방사선 치료보다 훨씬 더 강력한 암 치료 및 치유 역할을 하며 이것이야말로 부작용과 내성 없는 진정한 항암제입니다. 운동과 암의 관계를 밝혀낸 각종 논문을 보면 암 환자의 운동 시간에 따른 재발률과 생존율의 엄청난 차이가 이를 말해줍니다.

저는 운동이 암 치유에서 핵심적인 역할을 한다는 것을 알기에 복용 정량의 서너 배나 되는 마약 진통제로도 통제가 안 되는, 특히 움직일 때마다 참을 수 없게 다가오는 암 통증 가운데 가장 참기 힘들다는 척추 전이암 상태에서 척추로 가는 압력을 최소화하기 위해 복대 차고 쌍지팡이 짚고 발을 질질 끌면서도 운동을 빼먹지 않았습니다. 그런데 발을 질질 끌면서 운동하다 보면 그 과정에서 작은 돌부리나 나무뿌리에 꼭 걸립니다. 그때 참을 수 없는 고통이 밀려옵니다. 온몸에 힘이 들어가고 얼굴이 일그러질 수밖에 없습니다.

뼈 통증으로 땅에 박혀 있는 작은 돌이나 나무, 풀뿌리가 발에 걸려 괴성을 지르며 한참 동안 괴로워하는 모습을 아버지께서 보고 운동 코스의 그것들을 다 파내던 때를 생각하면 지금도 눈물이 핑 돕니다. 이렇게 운동할 때 참기 힘든 통증이 동반됨에도 운동의 중요성을 알기에 하루도 운동을 게을리할 수 없었습니다.

병원에서는 운동한다고 암이 없어지는 것도 아닌 데다, 운동은 물론 척추와 골반 골절 위험이 있다며 화장실도 가지 말라고 권유한 상황이었습니다. 제가 말기 암 진단을 받은 즉시 여러 가지 노력을 하면서 그와 더불어 이렇게 이를 악물고 운동하지 않았다면 지금의 저는 없다고 생각합니다.

암 환우가 하는 운동 목적은 일반인이 하는 그것과는 같지 않습니다. 일반인이 하는 운동의 목적은 심폐 기능 향상과 근육 강화 등이 주목적입니다. 물론 암 환우도 이런 목적이 없는 건 아니지만 암 환우 운동의 주목적은 몸의 대사 활성화에 있습니다. 대사 활성화를 위해서는 고강도의 운동은 피합니다. 암 환우 운동의 원칙은 자신에게 무리가 되지 않는 중강도 이하의 범위 내에서 최대한 오래 하는 것입니다(제 경우엔 전업치병 때 뼈 통증이 사라진 이후에는 네 시간 이상 했습니다).

고강도 운동은 우리가 알고 있는 것과 달리 오히려 건강에 해가 됩니다(체육인의 수명은 언론인과 함께 가장 짧은 직군에 속합니다). 왜냐하면 고강도 운동 후 면역력 감소 현상과 과도한 활성 산소가 발생하기 때문입니다.

실제로 검사해보면 고강도 운동 후 면역력이 급격히 떨어지는 걸 알 수 있습니다. 하지만 중강도나 저강도 운동 후 검사에서는 면역력이 훨씬 더 강화된 것으로 실험 결과가 나옵니다.

그리고 고강도 운동은 많은 산소를 짧은 시간에 사용하게 되는데 대사 과정에서 우리 몸의 처리 한도를 넘는 많은 활성 산소가 나오고 그 활성 산소가 세포막과 유전자를 공격해 면역력을 약화시키고 암을 발생시킵니다.

저는 암 치료 후 건강을 되찾고 회복된 것을 자신하여 마라톤 운동을 자주 하시던 환우분이 급격히 건강이 나빠져 돌아가시는 걸 지켜봤습니다. 암 환우에게 고난이도의 등산, 마라톤 등 고강도 운동은 바람직하지 않습니다. 암 환우는 조금 빠른 걷기 수준의 중강도 운동을 가능한 한 오래 함으로써 몸의 대사 기능 향상과 혈액 순환을 강화시켜 저산소, 저체온, 고혈당의 암화된 몸 상태를 개선해나가야 합니다.

거기에 추가하면 낮은 혈당 유지와 우리 몸의 열 생산에 필수적인 근육 강화를 위해 시간 나는 대로 스쾃(squat) 운동을 해줌으로써 우리 몸의 근육 중 건강과 관련하여 가장 중요한 허벅지 근육을 포함해 60%를 차지하는 다리 근육을 강화시켜야 합니다.

그리고 세포 차원에서 저산소를 개선하는 핵심, 모세 혈관을 풍부하게 되살리는 스트레칭도 반드시 해야 하는 운동입니다.

암 환우분들은 절대 환자 대접 받으려 해서는 안 됩니다. 암 환자라는 이유로 손가락 하나 까닥 안 하고 떠받들리는 생활을 하게 되면 암 치유는 점점 멀어집니다. 많이 운동할수록 암은 내 몸에서 존재 이유를 찾지 못하게 됩니다. 실천해야 될 많은 암 치유 방법들이 있지만 암 치유의 핵심 중 핵심은 바로 운동입니다. 특히 식사 후 걷는 것이 매우 중요합니다. 암 환자는 걸으면 살고 누우면 죽는다는 생각으로 열심히 걸어야 합니다.

암 통증에 대한 심리학적 대응

암 환우는 당장은 아니더라도 대부분 통증을 겪게 됩니다. 암 자체가 원인이건 항암 치료가 원인이건 간에 말기 암으로 가면 90% 이상이 극심한 통증을 겪는다고 합니다.

지금은 통증이 사라진 지 오래됐지만 저 또한 극단의 통증을 경험했기에 현재 통증을 겪고 있을 암 환우분의 고통과 마음, 심리를 어느 누구보다 잘 압니다. 저의 경우 골반 부위는 날카롭진 않지만 묵직하게 오는 통증으로 오래 앉아 있기가 힘들었고, 양쪽 갈비뼈는 특히 움직일 때 마취 없이 치과 신경 치료를 받는 것처럼 외마디 비명이 절로 나오는 극심한 통증(실제로는 숨이 멎어서 비명도 안 나옵니다)으로 고통스러웠습니다.

척추 전이 통증이 가장 심하다는데 저 또한 가장 참기 힘든 통증이 등, 척추 통증이었습니다. 목뼈부터 꼬리뼈까지 고루 암이 퍼져 있었는데 등판 전체가 아파도 너무 아프더군요. 비유하자면 가슴 깊은 곳에 마그마가 부글부글 끓어넘치는 듯한 느낌이었습니다. 아주 뜨겁다는 느낌의 통증이었는데 인간이 감당하기엔 너무 큰, 복용 정량 서너 배의 마약 진통제도 듣지 않는 통증이었습니다. 거기에 가슴뼈 전이로 인해 숨 쉴 때마다 오는 통증까지…….

이런 암성 통증은 일반적인 병에서 오는 통증과는 다른 의미로 환우에게 다가옵니다.

복합 부위 통증 증후군, 루푸스, 신경통, 관절염 같은 무지 아픈 병들은 통증을 못 이겨 자살할지언정 절대 이 병으로 죽지는 않습니다. 그리고 환자 자신도 이 병 때문에 죽을 거라고는 생각하지 않습니다.

하지만 암에서 오는 통증은 환자에게 죽음부터 생각하게 만듭니다. '암이라는 게 이렇게 아프다 죽는 거구나'라는 극도의 공포감, 아무리 애써도 헤어 나올 수 없다는 무력감. 암 통증이 진짜 무서운 이유입니다. 이런 심리 상태에서는 어떤 노력을 해도 치유는 일어나지 않기 때문입니다.

그럼 통증은 왜 오는 것이고, 어떻게 하면 통증과 이 통증에서 오는 공포감과 무력감을 극복할 수 있을까요?

앞서 언급한 복합 부위 통증 증후군, 루푸스, 신경통, 관절염 등은 무지 아픈 병이지만 이 병으로 죽지는 않습니다. 그런데 당뇨병, 고혈압, 고지혈증 같은, 전혀 아프지 않은 병은 뇌출혈, 뇌경색, 심근경색을 일으켜 어느 순간 사람을 죽음에 이르게 합니다. 이런 점에서 보면 통증은 나를 살리고자 하는 반응이지 죽이려고 있는 것 같지는 않습니다.

당뇨병으로 썩은 냄새가 날 정도로 망가진 발은 바늘로 피가 나도록 찔러대도 별 통증을 못 느낍니다. 그래서 당뇨병은 아픈 병은 아니지만 나도 모르게 내 몸을 망가뜨리는 정말 무서운 병입니다. 통증이 없다는 것, 어쩌면 이게 정말 무서운 건지도 모릅니다. 통증은 우리에게 많은 괴로움과 불편함을 주지만 우리 몸이 살아 있다는 증거이자 우리 몸의 망가진 부분을 되살리고자 하는 우리 면역 체계의 필사적인 몸부림일 수 있습니다. 그래서 암으로 오는 통증은 어쩌면 마지막으로 나에게 주는 기회이자 경고이고, 제대로 치유해달라는 내 몸의 외침입니다.

우리 몸이 치유될 때 통증이 생기는 메커니즘을 자세히 설명하긴 어렵지만 진정한 치유를 위해서는 극심한 통증의 과정을 거쳐야 한다는 점을 알아야 합니다(물론 다 그런 것은 아닙니다). 암 통증은 암 종양이 뼈나 장기의 신경계를 침윤할 때 생긴다고 합니다. 반대로 암의 치유 반응이 통증을 유발하기도 합니다.

암 통증으로 괴로우신가요? 그렇다면 자연치유 노력을 정말 정말 열심히 하세요! 그리고 내가 행하는 자연치유 노력이 암에 대한 치유 반응을 일으켜 통증이 생기는 거라 생각하세요. 그러면 통증이 주는 죽음에 대한 공포감과 어찌해볼 도리가 없다는 무력감을 극복할 수 있습니다. 자연치유 노력 없이 나를 바꾸는 아무런 노력도 안 하고 병원 치료만 받으면서 오는 통증은 죽음으로 가는 통증으로 생각할 수밖에 없고 죽음의 공포감, 무력감에서도 벗어날 수 없습니다.

통증이 있을 때 그것이 암이 악화되는 과정에서의 통증인지 아니면 치유되는 과정에서의 통증인지는 그 당시 시점에서는 알 수도 없지만 어느 쪽인가도 중요하지 않습니다. 왜냐하면 어느 쪽이든 치유되는 과정에서 오는 통증이라 인식하며 자연치유 노력을 할 때 설사 그것이 악화되는 과정의 통증이라 해도 치유로 전환 가능하고 암 환자의 예후가 훨씬 좋으면 심리적으로 무너지는 걸 막아주어 치유에 집중할 수 있는 힘을 제공하기 때문입니다.

저는 자연치유 노력을 충실히 하고 있었기에 통증과 처절하게 싸울 때 치유 반응으로 오는 통증이라는 믿음을 신줏단지 모시듯 가질 수 있었고, 그래서 자신을 포기하지 않고 무너지지 않을 수 있었습니다.

보통 대부분은 통증이 심해지면 무너집니다. 그러면 게임은 끝난 거나 다름없습니다.

통증이 점점 더 심해집니까? 그래서 여기서 힘없이 무너지고 포기할 겁니까? 그럴수록 더욱더 열심히 운동하고 식이 조절하고 명상하고 나를 살리는 호흡을 해야 합니다.

저의 경우에는 진단 초기 수술 후 통증이 훨씬 심해져서 암이 꽤 진행됐을 거라 생각할 때 병원에서 정기 검진을 했었습니다. 제가 주치의에게 많이 심해졌죠? 아무 기대도 안 하고 물어봤는데 주치의가 좋아졌다고 하는 겁니다. 내 생각이 맞는 거구나. 이 통증은 치유 과정에서의 통증이었구나. 나중에 통증이 없어지면서 암에 대해 더 자신감을 가질 수 있게 되었습니다.

그럼 현실적으로 통증을 줄이는 방법은 무엇이 있을까요? 진통제는 어떨까요? 진통제의 진통 효과는 우리 몸의 치유 작용을 억제하고 우리 몸을 암 체질로 만드는 저산소, 저체온, 고혈당을 야기하는 작용 위에서 생깁니다. 따라서 진통제는 가능한 한 복용하지 않는 게 좋습니다.

그래도 어쩔 수 없이 복용해야 할 때가 있습니다. 통증으로 잠을 못 이룰 때입니다. 수면은 치유에 있어 매우 핵심적이기에 어떤 희생을 치르더라도 양보해선 안 됩니다.

그리고 정말 참기 힘들 정도로 아플 때 진통 효과가 있다면 드셔야겠죠. 진통제가 안 듣는 경우엔 치유를 포기했다면 모를까 먹지 말아야 합니다.

저의 경우 뼈 통증이 있을 때는 진통제를 먹지 않았습니다. 통증 진정 효과가 전혀 없었기 때문입니다. 뼈 통증이 없어진 이후 활동이 가능해지면서 외부 활동을 할 때 10분 정도 지나면 온몸에 식은땀이 나면서 통증이 오기 시작하는데 마약 진통제를 복용하면 기가 막히게 사라집니다. 한 달 반 정도 아플 때마다 먹다가 어느 정도 먹지 않고도 견딜 만할 거 같아 그 이후에는 완전히 끊었습니다.

그렇다면 진통제 말고 어떤 방법이 있을까요? 저는 웃음을 적극 추천합니다. 웃을 때 엔도르핀이 나오는데, 이는 체내 모르핀이라는 뜻입니다. 말 그대로 부작용은커녕 내 몸을 건강하게 만들어주는 공짜 마약입니다.

저는 뼈 통증이 심할 때 마구 웃었습니다. 거의 울면서 웃는 거죠(웃음의 작용 기전을 알지 못하면 이런 미친 짓 못 합니다). 그러면 신기하게 많이는 아니어도 통증이 조금 진정됨을 느꼈습니다.

인터넷과 책에는 찜질이 좋다고 나오는데 저는 별 효과를 못 봤습니다. 하지만 찜질은 통증 때문이 아니어도 거의 유일한 치유책이면서 치료책이기에 반드시 하는 게 좋습니다.

통증이 있다면 정말 열심히 다양한 자연치유 방법을 동원하고 노력하십시오. 나를 바꾸고 살리는 계기로 만드세요. 그리고 극심한 통증은 나를 죽이기 위해서가 아니라 나를 살리기 위해서 오는 거라 생각하세요. 자연치유 노력이 통증에 대한 생각을 바꿀 수 있는 비빌 언덕이 되고 종국엔 내 생명도 살리게 될 겁니다.

뇌졸중, 심근경색처럼 통증의 경고 없이 죽음을 부르는 병이 정말 무서운 겁니다. 암은 통증을 통해 동네방네 떠들며 대비할 수 있도록 경고해주니 얼마나 고마운 존재입니까!

통증을 내 편으로 만드세요! 통증이 오면 나를 바꾸고 다시 가다듬는 기회로 삼으세요. 제게 통증이 없었다면 위기를 자각하지 못하고 처절하게 노력하지 않아 쓰러졌을지도 모르는 일입니다. 통증은 저에게 자명종 같은 존재였습니다.

생각의 힘! 상상하면 이루어진다

저는 암을 진단받기 전엔 정신과 육체가 완전히 분리돼 있고, 생각이 육체와 건강에 어떤 영향을 미칠 거라곤 전혀 생각하지 못했습니다. 암 진단 이전에는 모든 일에 항상 최선의 상황을 상정해놓고 제 뜻대로 진행되지 않으면 매우 신경질적, 부정적, 염세적, 자기 비하적 태도를 취했습니다.

하지만 암을 진단받고 마음과 몸, 정신과 건강 등 다방면으로 공부하면서 알게 되었습니다. 정신과 육체(건강)는 분리돼 있는 것이 아니라 아주 밀접하게 연결되어 있다는 것을. 아니, 단순히 연결되어 있는 정도를 넘어 우리 몸은 자신의 생각을 담아 그대로 반영한다는 사실을 알게 된 것입니다. 면역학자들은 사람의 생각에 따라 면역 세포의 활성도에 바로 반영되기에 면역 세포를 몸속에 떠다니는 뇌세포 같다고 하는데, 즉 마음속의 생각을 우리 신체가 표현하고 있는 것입니다.

우리 몸을 이루는 세포는 기계 부속품처럼 따로 혼자 놀고 있는 외톨이가 아닙니다. 세포는 나의 생각에 영향을 받고 다른 세포들과 통신, 교류하면서 우리 몸이 외부 변화에 유기적으로 대응하며 항상 최상의 상태를 유지할 수 있도록 노력합니다.

나의 생각과 태도는 호르몬, 신경, 파동을 통해 즉각 모든 세포들에게 전달되고 특히 면역 세포들은 나의 생각과 태도에 따라 활성도가 결정됩니다. 나의 심리 상태에 따라 뇌파도 달라집니다.

생각(마음)은 신기루처럼 잠시 내 머릿속에 머물다 사라지는, 아무런 힘이 없는 그런 존재가 아닙니다. 생각은 강력한 에너지이고 내 몸에 물리적 흔적을 남깁니다. 부정적인 생각과 그에 따른 감정은 내 몸의 자율 신경 체계의 불균형, 호르몬 시스템의 불균형, 대사 체계의 불균형을 가져와 세포는 물론이고 조직 및 장기의 변질과 기능 이상을 가져와 오랜 시간 지속되면 질병을 야기합니다. 반대로 긍정적인 생각과 그에 따른 감정은 자율 신경 체계의 균형과 치유 호르몬의 분비, 대사 체계의 정상화를 가져와 빠른 회복과 면역력 향상, 치유력의 제고로 우리 몸에 나타납니다.

이런 원리를 이용해 생각의 힘을 의도적으로 자신의 치유제로 활용하는 가장 강력한 방법이 바로 상상 요법입니다. 우리 몸은 세포들로 이루어져 있습니다. 이 세포 하나하나가 몸 안에서 자신만의 역할을 다할 때 우리 몸의 완벽함은 유지되고 제대로 기능할 수 있습니다. 즉 덩어리진 암도 녹여버릴 우리 몸의 완벽함, 그 최소 단위가 세포인 것입니다.

세포 하나하나는 각자 독립된 생명체입니다. 상상 요법과 치유 확언(確言) 등은 나의 세포들에게 최고 사령관으로서 나의 의지와 의도를 정확히 전달하여 그에 부합하게 기능하도록 하기 위한 최고의 전달 방법이자 노력 체계인 것입니다.

우리의 감각 기관 중 가장 강력한 것이 시각입니다. 상상 요법의 핵심은 나의 의도와 뜻을 가장 강력한 감각 기관인 시각으로 형상화하는 데 있습니다. 시각은 인간의 정보 수집에 있어 90% 이상 차지합니다. 절대적입니다. 게다가 즉각적이고 가장 강력합니다. 다양한 심상 요법 중 시각화하는 상상 요법이 가장 빠르고 강력한 효과가 있는 이유입니다. 저는 면역 세포들이 암세포를 죽이는 영상을 보고 이를 내 몸에서 이루어지는 모습으로 시각화하는 상상 요법을 하루 세 번씩 했습니다.

면역 세포가 암세포를 죽이는 영상을 보고 내 몸에서 이루어지는 것으로 상상하든, 폭격기가 암세포를 파괴하는 상상을 하든, 아님 기관총으로 암세포를 쏴서 다 터뜨리는 상상을 하든, 삽으로 퍼내든 상관없습니다. 이 시각화된 상상을 통해 가장 효율적이고 즉각적으로 우리 몸 면역 세포들의 변화와 내 몸의 치유력을 촉진할 수 있습니다. 이렇게 공짜로 할 수 있는 상상 요법, 심리학적 요법들이 몇천만 원에서 억대까지 한다는 면역 증강제, 면역 세포

요법보다 훨씬 효과적이라는 사실을 믿는 분은 거의 없을 겁니다.

암을 그저 편하게 의사가 처방하는 주사나 치료제로 치유하려 하지 말고 나의 변화와 노력을 통해 치유하려고 노력하셔야 합니다. 그것이 근본적이고 진정한 치유법이 될 것이고, 꾸준히 하다 보면 몸의 변화를 통해 알게 될 것입니다.

상상 요법을 비롯한 자기 최면 요법은 나의 세포, 내 몸을 바꾸는 아주 훌륭한 도구이지만 이와는 비교할 수 없이 중요한 것이 있습니다. 바로 나의 무의식을 바꾸는 것입니다. 우리 몸을 지배하는 것은 사실 의식이 아니라 무의식입니다. 우리 몸의 90% 이상이 무의식의 지배를 받는다고 합니다. 잠을 자든 밥을 먹든 24시간 나를 지배합니다. 상상 요법 등은 우리 몸에 10% 작용하는 의식의 훈련일 뿐이고, 90%나 되는 무의식을 바꿀 수 있다면 최면 요법과는 비교할 수 없이 큰 것입니다.

특히 암에 대한 내 의식을 넘어선 무의식의 공포를 극복하지 못하면 어떠한 치유 노력도 사상누각에 불과합니다. 왜냐하면 무의식은 24시간 나를 지배하기에 암은 죽는 병이라는 공포로 점철된 무의식의 관념 그 자체가 가장 강력한 부정적 자기 최면이자 거꾸로 상상 요법이기 때문입니다. 이는 제가 수없이 얘기한, 다른 사람들은 너무 뻔한 얘기 한다고 무시하면서도 그 중대성, 중요함을 전혀 인식하지 못하는 것이 암은 곧 죽음이라는 관념과 인식인데,

이는 가장 강력한 거꾸로(치유에 반하는) 상상 요법입니다.

환우의 무의식에 암에 대한 죽음의 공포가 자리 잡고 있는 한, 우리 몸의 대사 체계와 면역 체계는 꽃을 피울 수 없습니다. 그 무의식에 자리 잡고 있는 두려움이 보이지 않는 유리 천장 역할을 하고 그 유리 천장에 막혀 면역력과 자연치유력이 발현할 수 없어 암에 속수무책으로 당하게 되어 있습니다.

그러면 암에 대한 죽음의 무의식을 바꾸려면 어떻게 해야 할까요? 공부를 통해 진실을 아는 것입니다. 하지만 진실을 알았다 해도 무의식의 공포는 곧바로 바뀌지 않습니다. 학창 시절 알고 있다고 생각하는 것도 반복해서 숙지하지 않으면 시험 문제로 나와도 틀리듯이 끊임없는 공부를 통한 반복된 인식을 통해 조금씩 바뀌고 사라지는 것입니다.

제대로 된 방향으로 자연치유를 해서 좋은 결과를 얻는 상황이라도 보통 6개월 전후로 위기 상황이 옵니다. 그리고 많은 경우 이를 극복하지 못하고 실패합니다. 물론 저에게도 그런 위기가 있었고, 반복된 공부와 인식의 재무장을 통해 극복할 수 있었습니다.

암은 죽음의 병이 아니라 자신의 건강성을 회복하는 노력을 통해 이전에 환우 자신이 가지고 있던 암에 대한 방어 체계를 다시 세우면 암은 저절로 없어진다는 사실. 그 진실을 알게 됐을 때 내 무의식은 그 자체가 치유를 가져오는 가장 강력한 상상 요법이 됩니다. 의식적 상상 요법과 무의식적 상상 요법(부정적 인식과 관념의 변화)은 내 몸의 세포들에게 최고 사령관으로서 암 치유에 대한 나의 의지와 의도를 정확히 전달하여 그에 부합하는 가장 강력한 전달 및 노력 체계가 될 것입니다.

저는 침대에 누워 고개조차 돌리기 어려운 상황에서도 직장에 복귀해 일하는 모습을 그리며 의식적 상상 요법을 했고, 운동하면서도 암세포가 정상 세포로 바뀌라고, 면역 세포들이 암세포들을 다 없애라는 주문을 외우기도 했습니다. 동시에 치유 청사진을 수립하고 암에 대한 관념을 바꾸는 무의식적 치유 상상 요법을 했습니다.

암을 진단받고 나서 불안, 초조, 공포에 사로잡혀 있다면 그 상태에 머물러 계셔서는 안 됩니다. 그 상태에서 암이 치유되기를 기대하기는 무리입니다. 치유 청사진을 수립하여 근본적 인식을 바꾸는 노력과 동시에 지금 당장 의식적인 상상 요법부터 하셔야 합니다. 내 몸의 자연치유력, 면역력을 믿고 무소의 뿔처럼 전진하십시오. 우리 몸은 여러분이 인식하고 상상하는 대로 반응하고 표현할 것입니다. 그 과정의 누적은 반드시 온전한 치유로 결말짓게 될 것입니다.

초기 암이어도 전업치병 기간이 필수인 이유

제가 한창 치병할 때 간절히 듣고 싶었던 말, "걱정 마! 당신 얼마든지 제대로만 자연치유 노력하면 나을 수 있어"라는 그 말 한마디가 그토록 듣고 싶었는데 자연치유를 주창해서 찾아가면 제상태를 보고 고개를 가로저을 뿐 어느 누구도 저에게 이 말을 해주는 사람이 없었습니다.

저는 수많은 책과 논문들, 기사, 요법, 기법들 그리고 치유 사례들을 공부하면서 알게 되었습니다. 암은 죽는 병도 죽을병도 아니라는 것을. 암이라는 병은 치유라는 답과 길이 있음을. 그리고 저 스스로 치유 청사진 아래 총체적인 제대로 된 자연치유 노력을 통해 치유를 이루었습니다.

자연치유는 증명의 영역이 아니어서 증명될 수는 없겠지만 저는 진심으로 암은 제대로 된 총체적인 자연치유 노력을 통해 치유 가능하기에, 암은 죽는 병도 죽을병도 아님을 알고 있습니다. 그 논리와 이유들을 치유 청사진의 밑그림 제공이라는 목표 아래

9년 전부터 글과 강의를 통해 전하고 있습니다.

그런데 "우리나라 사망 원인 1위가 암이고 현실적으로 수많은 사람들이 암으로 죽어나가고 있는데 암이 죽는 병도 죽을병도 아니라고?" 하며 욕하실 분도 분명 계시겠죠.

암이 죽는 병도 죽을병도 아니라는 말이 암으로 죽을 수 없음을 뜻하는 건 아닙니다. 현실에서는 수많은 사람들이 암으로 죽어나가고 있습니다. 그게 현실이죠. 다만 암이 죽을병이어서 죽는 건 아니라는 겁니다.

최근 어떤 사정으로 가혹한 삶을 살아가는 사람이 심한 감기 몸살이 왔는데 약만 먹고 여전히 혹은 이전보다 더 가혹한 삶을 이어간다면 어쩌면 감기 끝에 죽음을 맞이할 수도 있겠죠(실제로 감기 끝에 폐렴 등으로 사망하는 경우가 적지 않습니다).

감기가 죽을병이어서 죽는 것이 아니라 감기의 의미, 무리한 삶에서 벗어나라는 의미를 깨닫지 못하고 여전히 쉬지 않고 계속 무리하면 죽음을 맞이할 수도 있다는 이야기입니다.

실제로 노인분들 중 감기 끝에 폐렴으로 죽는 경우가 종종 있습니다. 그렇다고 감기가 죽는 병도 죽을병도 아니죠. 물론 감기 환자 중에서 죽는 사람의 비중과 암 환자 중에서 죽는 사람의 비중은 비교 자체가 안 되니까 적절한 비유가 될 수 없겠지만 그 논리는 크게 다르지 않습니다.

마찬가지로 암도 의미가 있습니다. 암은 암 환자와 스쳐 지나가다 재수 없어 옮아 생기는 병이 아닙니다. 암 덩어리는 그 어떤 원인에 의한 결과일 뿐 그 자체가 원인이 아닙니다. 내 몸에 생긴 암 덩어리가 나에게 전하는 메시지는 기존 삶의 방식으로는 더 이상 그 삶이 지속 가능하지 않다는 것을 뜻합니다. 건강성을 유지하기 어려운 삶의 방식이었다는 것이죠.

좀 더 구체적으로는 우리 몸의 세포가(자연치유 치병의 기준은 내 몸의 정상 세포가 살기 좋은 환경이 되어야 합니다) 살아가기에 여러 면에서 문제 있는 삶이었다는 것을 뜻합니다. 암이 죽는 병도 죽을 병도 아니라는 말은 그동안의 파괴적인 삶을 반성하고 치유 적합적 생각 습관과 생활 습관으로 무장된 삶으로 바꾸라는 암의 의미를 깨달아 파괴적이었던 내 삶을 치유 적합적 삶으로 바꿀 때를 전제로 합니다(이전의 파괴적인 삶의 패턴을 지속한다면 암은 죽는 병이고 죽을병입니다).

그런데 저의 강의나 글을 피상적으로만 듣거나 보고 오해하시는 분이 많은 것 같습니다.

"어~ 암 별거 아니구나……. 대충 녹즙 좀 먹어주고 운동 좀 하면 낫는 병이구나." 이전의 파괴적인 삶의 연장선상에서 암에 좋다는 몇 가지를 실천하며 암을 이기려고 합니다.

강의를 관통하는 "암이 죽는 병도 죽을병도 아니다"라는 메시지는 결코 암을 우습게 보라는 뜻이 절대 아닙니다. 기존의 파괴적인 삶의 패턴을 근본적으로 철저히 바꾸라는 암의 의미를 골수에 새기고 내 삶을 치유 적합적 삶으로 총체적으로 바꿀 때에만 암이 결코 죽는 병도 죽을병도 아님을 말씀드리는 것입니다.

좀 더 구체적으로 들어가보면 "초기 암인 경우 난 초기 암이니까, 수술해서 이젠 암 없으니까 다 나았어……" 하며 자연치유를 하신다는 분들도 기존 삶의 연장선상에서 암에 좋다는 것 한두 가지 하면서 지내시는 분이 많습니다. 혹은 이조차도 안 하고 그 필요성도 못 느끼는 분이 태반입니다. 또는 꽤 진행된 암을 진단받았지만 증상도 없고 일상생활을 해나가는 데 문제가 전혀 없기 때문에 치료받으며 혹은 암에 좋다는 것 몇 가지 챙기고는 이걸로 충분하다면서 자기 최면과 위안을 받으며 그냥 그렇게 지내시는 분이 너무나 많습니다.

우리 집에 저기 한구석에 불씨가 붙었는데 아주 작은 불씨이고 생활하는 데 불편하지도 않으니까 그냥 괜찮겠지 무시하고 잠자거나 일상생활하시는 분은 아무도 안 계실 겁니다. 왜냐하면 불 보듯 뻔하다는 말이 있죠. 아무리 작은 불씨라도 그냥 놔두면 큰 불로 번지고 종국에는 그 집을 모조리 다 태운 뒤에야 꺼짐은 너무나도 뻔한, 불 보듯 뻔한 일이기 때문입니다.

그런데 이 암도 불과 같습니다. 아무리 초기 암이라 해도 내 몸의 암에 대한 방어 체계는 무너져 있기에 암의 불씨(암의 원인)가 생겨난 것이고, 그냥 방치할 경우 큰불(암 덩어리)로 번지고(온몸에 퍼지고) 종국에는 건물(내 몸)을 모조리 태운 뒤에(환자가 죽어야) 끝날 것은 너무나 뻔한 일입니다.

그런 경우를 아주 많이 보기에 너무나 안타깝습니다. 내 집의 작은 불씨는 화들짝 놀라 온갖 수단 방법 가리지 않고 불을 끄려 노력하면서 내 몸에 붙은 작은 불씨는 그냥 아무렇지도 않은 듯 무시하고 태평하게 이전의 일상을 사는 경우가 너무 많습니다. 이후 뻔한 결과, 여기저기 큰불이 되어(온몸에 전이되어) 여러 증상이 나타날 때 그제야 어떻게 해야 하나 당황해하며 불을 끄겠다고 여러 가지 방법들을 찾고 매달립니다. 이미 큰불이 되어버리고 나서야 말입니다.

이 불씨를 가장 완벽하게 진화하는 방법은 제대로 된 자연치유 노력뿐입니다. 자연치유는 치유 적합적 생각 습관과 생활 습관의 개선을 통해 건강성이 회복되면 우리 몸의 다양한 암에 대한 방어 체계가 다시 살아나고 우리 몸의 덩어리진 암도 녹여버릴 완벽함이 발휘되어 치유되는 과정입니다. 그런데 치유 적합적 생각 습관이든 생활 습관이든 기본적 일상이 될 때 수월하고 혹은 가능한 일입니다. 암이 큰불이 되어 여러 증상이 나타나면 새로운 관념을 갖기 위한 학습도 치유 생활 자체도 어렵고 치유 생활이 어려우니

내 몸의 치유 조건을 달성하기는 더 힘들어집니다(그렇긴 하지만 저나 다른 치유 사례들처럼 일상생활이 불가능한 경우도 좀 더 힘들 뿐 얼마든지 치유 가능합니다).

또 큰불(암이 많이 전이되어 증상이 있는 상태)이 되었을 때 치유가 더 어려운 이유는 암에 대한 공포를 극복하는 일도 쉽지 않은데 내 몸에 암의 증상들이 나타난다는 것은 내가 죽어가는 실증의 공포이고 이 실증의 공포는 암은 곧 죽음이라는 관념이 주는 공포와는 차원이 다른, 훨씬 극복하기 힘든 일이 됩니다. 이를 극복하고 치유를 이루는 것은 그렇지 않은 경우에 비해 더 많은 노력과 시간이 필요한 과정이 될 것입니다.

아무리 초기 암이라 해도 이미 불은 내 몸에 붙은 겁니다. 암은 암 환자와 밥 먹다 재수 없게 옮는 그런 전염병이 아닙니다. 0기든 1기든 암이 왜 생겼겠습니까? 불이 붙었다면 아무리 작은 불씨라도 초기에 완전히 진화해야 하고 그 과정들은 반드시 필요합니다(암의 원인 제거, 건강성 회복 노력). 그래서 4기는 당연히 말할 것도 없고 1기라도 3개월에서 6개월 정도 내 몸의 건강성 회복과 암에 대한 방어 체계를 다시 세우는 철저한 전업치병 기간이 반드시 필요합니다.

수술을 통해 아주 잘 제거해서 내 몸에 보이는 암이 없다고 끝날 일이 아닙니다. 앞서 언급했듯이 암은 결과일 뿐 원인이 아니기 때문입니다. 결과인 암 덩어리는 병원에서 완벽하게 제거할 수 있을지 모르지만 그 원인은 치유 적합적 생각 습관과 생활 습관을 통해 나 자신만이 제거할 수 있습니다.

그래서 초기 암을 진단받더라도 암의 의미를 깨닫고 반성 후 내 삶을 총체적으로 바꿔야 하는 것입니다. 그리고 총체적으로 바꾸는, 적어도 3개월에서 6개월은 학생이 학교에서 공부하듯, 고시 생이 고시원에서 고시 공부 하듯, 노동자가 작업장에서 일하듯, 장사하는 분이 가게에서 장사하듯, 연구원이 연구소에서 일하듯, 환자는 치병에만 전념하는 전업치병 기간이 반드시 필요합니다 (전업치병 기간은 충실한 실천뿐 아니라 심도 높은 학습의 시간이기도 해야 합니다).

이럴 때 암은 내 삶을 건강하고 풍요롭게 하는 계기가 되는 축복이 될 것입니다. 실제로 암을 축복이라고 말하는 사람들이 많습니다.

제4장

암 치유 청사진

암 치유의 핵심 중 핵심, 치유 청사진

잘 정비된 땅 한 필지가 있습니다. 땅 주인은 그 땅에 가장 저렴한 비용으로 멋들어진 집을 지으려 합니다. 이 땅 주인처럼 당연히 누구나 저렴한 비용으로 멋진 집을 갖고 싶어 할 것입니다.

그런데 집을 짓기 전에라도 어떤 집이 나올지는 대략 알 수 있습니다. 어떤 건물이나 집이든 설계도를 보면 유추할 수 있기 때문입니다.

물론 좋은 설계도가 있다고 다 훌륭한 집이나 건물이 지어지는 건 아니지만 그것은 주인이나 시행사의 의지 문제일 뿐 구조적인 문제는 아닙니다. 다시 말해 설계도 없이 멋진 집이나 건물이 나오는 건 개집 정도라면 모를까 불가능에 가까운 일일 겁니다. 그래서 건물을 짓건, 사회적·제도적 문제건 간에 그 문제를 해결할 제대로 된 설계도와 그것을 통해 이룰 청사진은 필수입니다.

멋진 설계도가 이 땅 주인 손안에 있다면 그는 이미 멋진 집을 가진 것처럼 기쁠 것입니다. 이미 멋진 집이 예측 가능한 미래 안에 있기 때문이죠.

그런데 머릿속에 대충 구상하고 급한 맘에 우선 삽 들고 땅부터 파고들면 어떤 결과가 나올까요?

집을 짓다 보면 '엉~ 내가 생각한 건 이게 아닌데?' 하고 다시 허물고 다시 짓고 또 허물고 다시 짓고……. 구조역학이 반영되지 않았기에 중간에 무너지는 경우도 있을 겁니다. 엄청난 비용과 시간의 낭비를 초래합니다. 그때서야 잘못을 깨닫고 제대로 된 설계도를 그려서 집을 짓는다면 이때까지 들어간 시간과 비용은 모두 회수할 수 없는 매몰 비용이 될 것입니다.

암에 걸린 환우분이 자연치유를 선택하고 실행하는 것도 마찬가지입니다. 집이나 건물을 지을 때는 그나마 경제적 비용이나 시간의 문제이지만 암 환자에게 시행착오는 돌이킬 수 없는 오류가 될 것입니다. 특히 암이라는 병은 목숨이 달린 문제여서 그러한 시행착오를 통해 배울 시간을 주지 않기 때문입니다.

집을 지을 때는 내가 원하는 집의 특징과 구조, 동선 등을 수없이 상상해서 구체화하는 작업이 우선되어야 합니다. 그래서 완벽하게 내가 원하는 집의 설계도가 완성되었을 때 땅을 파고 집을 짓는 작업에 들어가야 매몰 비용의 낭비를 막고 가장 저렴한 비용으로 내가 원하는 멋진 집을 가지게 될 것입니다. 구상하는 과정에서 완성되기까지야 설계도가 맘에 안 들면 찢어버리고 다시 그리면 됩니다.

암에 걸리고 나서 처음부터 자연치유를 선택하든, 병원을 전전하다 병원에서조차 거부당하고 어쩔 수 없이 자연치유를 선택하든, 언제 자연치유를 하기로 결정하느냐는 핵심적인 사항은 아닙니다(우리 몸은 정신이 혼미한 상태만 아니라면 어떠한 상태에서도 제대로 된 자연치유를 했을 때 치유할 수 있는 완벽함이 있습니다). 제대로 된 치유 설계도를 가지고 실천하느냐에 치유의 목표를 이룰 핵심이 있는 것입니다.

대부분의 경우처럼 자연치유를 한다면서 암에 좋다는 것 몇 가지 챙겨 먹고 자연치유를 하겠다는 것은 설계도 없이 집을 짓겠다는 생각으로 땅부터 파는 행위와 다를 바 없습니다. 자연치유를 너무 우습게 보는 것이죠. 아니, 무엇이 자연치유의 핵심인지도 모르고 자연치유한다며 하고들 있죠. 이래 가지고서야 결코 좋은 결과, 멋진 집을 가질 수 없을 것입니다.

모든 방법론은 나의 치유 청사진 구현에 부합한 합목적적이어야 합니다.

치유 청사진은 우리 몸에 대한 이해와 자연치유 과정에 대한 전반적인 이해를 통해 치유 이룸을 확신할 때 수립됩니다.

암 환자 중 자연치유를 하는데도 대부분 암 치유에 실패하는 것은 자연치유 노력 자체가 틀려서가 아닙니다. 그건 청사진 없이 자연치유 방법들을 흉내 낸 것일 뿐이기 때문입니다. 혹은 복잡계와도 같은 다면체인 암을 치유라는 관점에서는 턱도 없는 단순히 일리 있는 한쪽 측면의 방법론으로 암의 모든 것을 판단하고 재단하려 하기 때문입니다(대부분 이런 논리로 사기당합니다). 치유 청사진이 내 머릿속에 펼쳐질 때 비로소 제가 가장 중시하는 기존 암의 잘못된 관념인, 암은 곧 죽음이라는 편견에서 벗어날 수 있습니다. 그때서야 핵심적인 치유 적합적 정서 상태가 가능하고, 그때서야 비로소 우리 몸이 가진 완벽함이 발휘될 기본 조건을 갖추게 됩니다.

그렇다면 건물 설계도야 내용은 차치하고라도 실물이 있기에 존재 여부를 알지만 자연치유의 치유 청사진이 나에게 있는지는 어떻게 알 수 있을까요? 굉장히 중요한 핵심입니다.

빈 땅에 집을 짓는 땅 주인에게 자신이 원하는 집의 모든 스펙이 반영된 설계도가 있습니다. 견적이 나오고 시행사와 6개월 후 준공 예정의 계약도 했습니다. 6개월 후는 비록 미래이지만 땅 주인은 6개월 후 이 빈 땅에 내가 원하는 멋진 집을 갖게 될 것임을 믿어 의심치 않을 것입니다. 이미 내가 원하는 집을 가진 것처럼 기쁠 것입니다. 땅 주인에겐 지금은 빈 땅이지만 6개월 후는 멋진 집이 지어져 있을 것임은 불확실한 미래가 아닌 손에 잡히는 미래이기 때문입니다. 마음이 설레고 너무나 기쁜 마음으로 집이 지어지는 모습을 보게 될 것입니다.

마찬가지로 자연치유 설계도가 내 머릿속에 완성되면 나도 모르게 쾌재가 나옵니다. 환호성이 마구 터져나오게 됩니다. 왜냐고요? 대형 병원도 포기한, 이제 죽는 일만 남은 저 같은 시한부 말기 암 환자에게 살 수 있고 그것도 암이 치유되는 건 물론 이전보다 더 건강하게 일상생활을 하면서 살 수 있음을 알게 되었는데 어느 누가 환호성을 지르지 않을 수 있겠습니까? 저의 경우 병원에서는 척추뼈를 암이 다 파먹어서 무너질 위험이 크니까 움직이지도 씻지도 말라고 할 정도였고, 통제되지 않는 통증 때문에 누워서 고개를 돌리기도 힘들 정도로 산송장처럼 지낼 때 제가 마구 기쁨의 환호성을 지른 이유가, 그리고 주치의에게 하반신 마비 예방과 통증 완화 목적의 방사선 치료를 권유받았을 때 어떤 고민이나 망설임없이 거부할 수 있었던 것도 바로 이 치유 청사진이 제 머릿속에 구체화되어 이미 치유는 손에 잡히는 미래 안에 있었기 때문입니다.

온전한 암 치유를 위해
치유 청사진 수립이 필수인 이유

암이라는 병이 왜 왔는지와 그 의미, 우리 몸의 완벽함과 어떤 과정을 통해 치유가 이루어지는지에 대한 이해가 있다면 치유 청사진은 수립됩니다. 암 환자라면, 그리고 온전한 치유를 바란다면 반드시 치유 청사진이 있어야 합니다. 특히 암 치유에서 청사진은 다른 문제들의 청사진보다 훨씬 중요한 핵심적 이유가 있습니다. 이런 청사진이 필요한 이유를 구체적으로 말씀드리고자 합니다.

첫째, 효율성 극대화에 있습니다.

불만족스럽거나 문제투성이인 현실은 저절로 바뀌지 않습니다. 이 현실을 바꿀 수 있는 자원을 우리는 가지고 있지만 그 자원은 극히 한정되어 있습니다. 시간, 돈, 노력, 가족과 주변의 도움 등등.

이 현실을 바꿀 수 있는 자원이 무한하다면 청사진은 없어도 됩니다. 예를 들어 집 지을 때 설계도가 없어도 됩니다. 그냥 눈대중으로 이렇게도 지어보고 저렇게도 지어보고 될 때까지 시도하면 됩니다. 국가 정책도 마찬가지입니다. 마음에 들 때까지 이것저것다 시도해보면 됩니다. 모든 자원이 무궁무진하니까요. 하지만 현실은 그렇지 않죠. 우리가 현실을 바꿀 자원은 매우 한정되어 있습니다.

치병도 마찬가지입니다. 치병의 중요한 툴(tool)인 '시간, 돈, 노력, 주변의 도움' 등등. 이런 것들은 매우 한정된 자원입니다. 심지어 '생각'도 치유를 위한 매우 중요한 툴인데 이 역시 무궁무진한 것이 아닙니다.

청사진은 한정된 자원들을 가장 효율적으로 사용하여 나의 현실을 바꿀 수 있는 기본 로드 맵입니다.

예를 들어 공시생(공무원 시험 준비생)에게 합격 청사진이 필수인 이유는 내가 원하는 시험 과목과 커트라인 점수 등 합격 조건이 어떻게 되는지를 알고, 현재 나의 실력을 알고, 합격선에 미치지 못한 과목의 점수를 시험일까지 충족할 계획을 세운 뒤 현실에서 이 계획 아래 흔들림 없이 집중하고 실천할 때 합격은 내 손에 들어오는 미래 안에 존재할 것이기 때문입니다. 그렇지 않고 합격 청사진 없이 공부하면 노력의 비효율성이 극대화됩니다.

정확한 목표에 대한 이해와 현재 나의 상태에 대한 이해를 바탕으로 세운 청사진은 내가 쏟는 노력의 효율성을 극대화해줄 것입니다.

암을 진단받으면 누구나 최선의 노력을 하며 치병합니다. 왜 안

그러겠습니까? 암이라는 병은 목숨이 달린 문제인데요. 누구나 살고 싶으니까요. 하지만 치유 청사진 유무에 따라 그 결과는 하늘과 땅처럼 차이가 납니다. 암은 결과일 뿐인데 생긴 암 없애는 항암하고 이를 견디는 데 나의 모든 자원을 쓰고 있다면 나는 최선을 다하지만 내가 원하는 치유가 올 리 없습니다.

열심히 일하고 노력하는 것, 우리는 예로부터 근면 성실을 미덕으로 삼아왔습니다. 하지만 그건 농경 시대나 초기 산업화 시대에 해당되는 것이지 지금은 그렇지 않습니다. 치병에 있어서도 마찬가지입니다.

오해하실 것 같습니다. 근면 성실이 의미 없고 잘못됐다는 이야기가 아닙니다. 나의 현실을 바꿀 자원은 한정되어 있습니다. 근면 성실이 의미 있기 위한 조건이 있음을 말씀드리고자 합니다.

바로 목적 달성에 부합한 청사진 수립입니다. 누군가 뻘짓하는데 근면 성실하게 뻘짓하는 게 의미 있을 리 없습니다. 그거야말로 최악입니다.

근면 성실은 청사진 수립 이후에야 의미 있는 덕목입니다. 역설적으로 청사진이 세워지면 근면 성실하지 않을 수 없습니다. 그러면서 청사진은 내가 쏟는 노력의 효율성을 극대화해줍니다.

둘째, 자연치유의 핵심인 지속성을 담보해줍니다(유혹에 빠지지 않습니다).

현실을 바꾸는 일은 그 무엇이든 쉽지 않습니다. 학생이 형편없는 성적을 올리는 일은 매우 어렵습니다. 많은 노력이 필요하고 힘이 듭니다. 살을 빼는 것도, 마른 사람이 살을 찌우는 것도 현실에서는 매우 어렵습니다. 많은 노력이 필요하고 힘이 듭니다. 열심히 노력하고 시도하지만 힘든 일이니 누구나 포기하고 싶은 마음을 갖기 마련입니다. 그래서 많은 경우 중도에 포기하고 결국 목표 달성을 이루지 못합니다.

자연치유 역시 마찬가지입니다. 처음에 큰 결심을 하고 실천해보지만 얼마 가지 않아 흐지부지됩니다. 그래서 그 방법이 100% 맞는다 해도 치유를 이루지 못하기에 의미가 없습니다. 왜 그럴까요? 청사진이 없기 때문입니다.

아이들의 절제력을 관찰한 연구가 바로 '마시멜로 실험'입니다. 유치원에서 한 명씩 방으로 데려간 뒤 마시멜로 한 개가 놓여 있는 접시를 보여주면서 "선생님이 잠깐 나갔다가 돌아올 텐데, 그때까지 이걸 먹지 않고 기다리면 한 개 더 줄게"라고 말한 뒤, 방을 나갑니다.

그런데 이 실험의 대상인 아동의 행동은 대체로 나이별로 나뉩니다. 네 살 아이들은 얼마 참지 못하고 날름 마시멜로를 먹어버립니다. 하지만 다섯 살 아이들은 대체로 머리를 쥐어뜯으면서도 참고 견딘 끝에 선생님에게 마시멜로 한 개를 더 얻어 신나서 맛

있게 먹습니다.

선생님 올 때까지 마시멜로를 먹지 않고 기다리는 네 살 아이와 다섯 살 아이의 지속성은 왜 차이가 날까요?

네 살 아이들은 대뇌 발달이 아직 미성숙해 곧 있을 미래의 이익(마시멜로 두 개)을 정확히 인식하지 못하고 눈앞에 보이는 욕구(마시멜로 바로 먹기)에 굴복하게 됩니다.

하지만 다섯 살짜리 아이들은 내가 현재는 힘들지만 지금 참았을 때 곧 올 미래의 이익(마시멜로 두 개)을 취할 수 있음을 인식하고 나에게 훨씬 더 이득임을 알기에 참는 지속성이 나오는 것이죠. 현실에서 마시멜로 한 개 먹고 싶은 것을 참는 욕구보다 잠시 후 두 개를 먹을 수 있다는 욕구가 더 크기 때문에 참는 지속성이 나오는 것입니다.

네 살 아이에게는 없지만 다섯 살 아이에게는 마시멜로 두 개 먹기(한 개 더 먹기) 청사진이 있는 것이죠. 청사진이 없는 경우 이런 힘든 상황을 유지해나가는 것이 과연 의미가 있는지 확신을 갖지 못하게 됩니다. 청사진이 없는 경우 마시멜로 실험처럼 힘겨운 기다림이 미래의 이익을 가져올 거라고 인식하지 못합니다. 그렇기에 당장의 욕구에 굴복하게 됩니다. 치유 청사진이 없다면 내가 원래 좋아하는 음식들도 다 배제한 채 자연 식이를 실천하지만 어차피 이렇게 한다고 나을 것도 아닌데 괜히 생고생만 하는 건 아닐까 회의감을 갖게 됩니다. 사람은 하루 24시간, 1년 365일 내내 노력하면서 살 수 없기에 보통 2주, 많은 경우 한 달을 넘기지 못하고 포기하게 됩니다.

하지만 확실한 나만의 치유 청사진을 가진 사람은 치유가 머지 않은 미래에 내 손안에 있을 것이 명확하고 눈에 보이기에 지금은 힘들지만 당장의 욕구에 굴복하지 않고 어려운 치유의 과정을 지켜나갈 수 있는 것입니다.

의학자 무디 가든스(Moody Gardens)는 환자에게 병이 나을 수 있다는 희망을 주는 것 자체로 치료가 시작된다고 했습니다. 그 이유는 환자 스스로 질병에서 회복할 수 있다는 희망과 자신감이 면역 체계를 강화하기 때문이라고 했습니다. 펜실베이니아 대학교 심리학 교수 마틴 셀리그먼도 질병을 진단받고도 이겨낼 수 있다고 긍정적으로 생각하는 사람이 내분비 기능 및 면역 기능이 빠르게 회복된다 했습니다. 이 모든 것이 치유 청사진이 수립되면 다 충족되는 상태입니다.

세포 생리학적으로도 이러한 긍정적인 생각과 확신은 호르몬의 균형과 자율 신경 중 부교감의 활성화를 가져와 암에 대한 면역의 증가뿐 아니라 우리 몸 세포들의 치유와 회복이 가능한 생리적 조건이 되기에 당연한 이야기들입니다.

치유 청사진의 효율적 수립 방법과 수립 시 그 변화

　암 환자인 우리들이 어떻게 하면 치유 청사진을 효율적으로 수립할 수 있을까요? 치유 청사진을 수립하는 가장 효율적이면서 필수적인 과정 중 하나는 다양한 치유기를 많이 보는 것입니다. 내가 어떤 그림을 어떻게 그려야 할지 모를 때 세부적인 테크닉 자체를 배우기보다 마음에 드는 그림을 많이 따라 그리다 보면 내가 원하는 그림을 그릴 수 있는 현실적인 테크닉과 능력이 생기듯이 말입니다. 각종 치유기들을 자연치유의 원리와 근거들에 적용하여 해석하고 이해하려는 노력을 해간다면 가장 빠르게 치유 청사진을 수립할 수 있습니다.

　저는 수많은 치유기를 읽으며 그 사람에 빙의되어보기도 하고 내용을 다 외울 정도로 반복해서 보고 또 보았습니다. 그리고 그들의 공통점을 학습을 통해 알게 된 자연치유의 원리와 이론, 근거들에 비춰 이해하려 노력했습니다. 그 덕분에 아주 빠르게 청사진을 세울 수 있었다고 생각합니다.

그렇다면 치유 청사진이 수립되면 어떤 변화가 생길까요?

첫째, 치유 청사진이 수립되면 긍정적인 감정적 변화가 일어납니다. 당연합니다. 암은 죽는 병이라 생각했다가 덩어리진 암도 녹여버릴 우리 몸의 완벽함과 그 완벽함이 발현될 치유 조건과 이를 충족하는 다양한 방법론을 통해 치유됨을 깨닫고 확신하는데 당연한 변화입니다. 암으로 인한 죽음의 공포나 불안보다는 치유에 대한 희망이 생기고 치유 노력의 실천에 대한 열정, 욕구가 샘솟는 느낌이 들 것입니다. 따라서 자연치유를 위한 다양한 실천은 숙제가 아닌 나의 욕구의 표현이 됩니다. 이런 상태에서는 자연치유 노력의 실천이 스트레스가 되지 않습니다. 자연치유 노력 자체에 흥미가 생기고 기꺼이 하고 싶어진다는 이야기입니다. 이런 상태에서는 당연히 온전한 치유를 가져올 지속성이 담보됩니다.

암에 좋다는 한두 가지 정보를 얻거나 이해했다 해서 이런 긍정적인 감정의 변화는 일어나지 않습니다. 청사진 없는 상태에서는 자연치유 방법론들의 실천은 어차피 나을 것도 아닌데 하기 싫은 거 스트레스 받아가며 억지로 해야 하는 숙제 이상도 이하도 아닐 테니까요. 스트레스가 우리 몸 치유 시스템을 무력화시키는 가장 강력한 기제임은 다들 이해하고 계실 겁니다.

둘째, 어떤 증상이나 나쁜 결과를 얻는다 해도 포기하거나 무너지지 않는 내공과 어떤 상황에서도 흔들리지 않고 자연치유 노력에 집중하고 지속하는 자신을 발견하게 될 것입니다.

청사진을 수립한 뒤의 실천이 무조건 결과를 담보하거나 바로 어떤 결과를 얻음을 뜻하는 것은 아니죠. 그 과정은 힘겹고 험난합니다. 암 환자인 우리 몸은 심각한 문제가 있는 것이고 이를 근본적으로 해결하는 것이 제대로 된 자연치유 노력 과정인데, 이것이 금방 나아지기는 쉽지 않을 것입니다. 당연히 청사진 없는 상황에서의 실천은 그 자체가 너무 힘든 일인 데다 그런 노력을 통해 얻는 결과도 금방 나타나지 않으니 이내 실망하고 다 포기해버리게 됩니다. 이는 일반적인 암 환자들의 패턴입니다.

하지만 청사진이 있다면 어떤 문제나 내가 원하는 결과가 나오지 않아도 더욱 몰두하게 됩니다. 제가 자연치유 노력을 하던 초기에 통증이 심해졌을 때 포기하지 않고 이전보다 더 열심히 치유에 집중하고, 또 하려 했던 것도 저에게는 청사진이 수립되어 있었기 때문입니다.

저는 암을 시험에 많이 비유하는데, 고시원에서 한 달간 열심히 공부했다고 결코 시험에 붙을 수 없습니다. 자연치유도 마찬가지로 한 달간 열심히 했다고 낫는 건 아닙니다. 그런데 청사진이 없으면 치유를 이룰 수 있는 그 최소한의 시간을 견디지 못합니다. 즉 지속성이 담보되지 못합니다. 아무리 의지를 불태우며 지속적으로 해도 결과는 달라지지 않습니다. 암은 죽음이라는 인식으로,

그리고 하기 싫은 자연치유 노력에 대한 극심한 스트레스 받는 상황에서의 실천이 되기 때문입니다. 다시 한번 반복합니다. 스트레스가 우리 몸 치유 시스템을 무력화시키는 가장 강력한 기제임은 다들 이해하고 계실 겁니다.

하지만 청사진이 수립된 상태에서는 치유를 이룰 수 있는 로드맵이 자체 내장되어 있기에 극복 가능하고 지속성이 담보될 것입니다. 저의 용어로 말씀드리자면, 청사진이 있을 때 종국에는 나을 것을 확신하기에 하지 말라고 뜯어말려도 흔들림 없이 하게 되어 있습니다. 치유 청사진 수립 상태에서의 실천은 하고 싶은 욕구와 욕망의 표현입니다.

셋째, 우상을 찾거나 어떤 자극적인 정보나 섬네일에 쉽게 넘어가지 않게 됩니다(여기서 우상은 나를 암에서 구해줄 어떤 절대적 존재를 의미합니다).

우리가 치유의 원리를 이해한다면 특정 방법론들의 한계와 필요성에 대한 의미를 정확히 이해할 수 있게 됩니다. 따라서 이거 한 방에 다 해결될 것 같은 자극적인 정보나 섬네일에 넘어가지 않을 것이고, 만약 그것이 의미 있는 정보라면 어떤 기준 아래 객관적으로 그런 정보들을 나에게 도움 되는 방향으로 활용할 수 있는 능력이 생깁니다.

청사진이 수립된 치유 메커니즘과 원리를 이해한 상태에서 모이는 정보들은 시간이 흐르면서 치유를 이뤄가는 효율성과 자연 치유에 대한 노하우를 풍부하게 해줍니다. 하지만 청사진이 없는 상태에서의 많은 정보들은 오히려 상충되는 수많은 정보의 바다에 환우들을 빠뜨려 고민과 갈등 속에서 혼돈에 빠져들게 만듭니다.

게다가 암 치병에 있어 청사진 수립은 다른 어떤 영역보다 더 중요하고 큰 의미가 있습니다. 다른 영역이나 일에 있어 청사진이 효율성 측면에서 중요하다면, 암 치유에 있어서의 청사진은 그 자체로 게임 체인저 역할을 합니다.

"암은 죽는 병, 나는 암 환자, 그래서 나는 결국 죽는다." 이 삼단 논법이 나의 무의식 속에 존재한다면 방법론적으로 100점짜리 자연치유 노력을 한다 해도 온전한 치유는 오지 않을 것이기 때문입니다.

왜냐하면 암을 비롯한 현대병은 세포의 기능 상실, 그 기능 상실을 넘어 변질이고 그 변질의 끝판왕이 암입니다. 그런데 죽음의 공포를 느끼는 극단적인 심리 상황에선 원리적으로 세포 주변 미세 환경의 개선과 세포의 회복 및 치유는 불가능하기 때문입니다.

따라서 암 환우분들은 치유 청사진 수립을 통해 암은 죽는 병도 죽을병이·아니며 제대로 된 자연치유 노력을 통해 얼마든지 치유 가능하고 오히려 이전보다 더 건강해질 수 있음을 이해하고 이해를 넘어 깨달을 때 이러한 치유될 수 없는 심리적 상황에서 벗어나 지금 노력하고 있는 다양한 방법론들이 의도한 본연의 효과를 가져올 수 있습니다. 그리고 제대로 된 방법론들을 통해 치유 노력을 하신다면 치유는 확률의 영역이 아닌 확실의 영역으로 가게 될 것입니다.

암 자연치유 노력은 신선놀음!

몇 년 전 이 힘든 세상에 나의 동의도 없이 왜 나를 낳았냐고 어머니를 고소한 사건이 해외 토픽에 나와 화제가 된 적이 있었습니다. 어처구니없다는 생각이 들면서도 얼마나 이 세상을 살기 힘들었으면 그랬을까 하는 생각도 해봤습니다. 맞습니다. 이 세상에 쉬운 건 없고, 인생을 산다는 것 자체가 숱한 어려움과 난관의 연속입니다. 저 역시 그랬습니다.

학교 다닐 때 매 학기 보는 중간고사, 기말고사 준비가 너무 힘겨웠고 대학 입시도 그랬습니다. 대학만 들어가면 앞으로는 더 이상 힘든 문제는 없을 줄 알았습니다. 하지만 진짜는 그다음부터였습니다. 취업, 직장 일, 사람들과의 관계, 가장(家長)의 역할, 육아 등……. 그중 어느 하나도 쉬운 것은 없었습니다.

정말 이 세상은 제 뜻대로 되는 일이 없고 어떤 일도 호락호락한 건 없었습니다.

하지만 이런 것과는 비교할 수 없을 만큼 어려운 문제와 마주하게 되었습니다. 바로 다발성 전이 시한부 신장암 진단이었습니다.

어떤 선택지가 있는 문제라면 피하거나, 조금 버겁더라도 나의 노력으로 해결할 수 있는 문제라면 최선을 다해 맞닥뜨려 극복할 텐데 암이라는 문제는 이런 생각 자체를 무력화시키는, 이제껏 삶을 살아오면서 겪었던 문제들과는 차원이 다른 문제였습니다. 절망할 수밖에 없었고 두려울 수밖에 없었습니다. 피할 수 있다면 피하고 싶었고 돌아갈 수 있다면 돌아가고 싶었습니다. 처음엔 매일매일 꿈이길 바랐습니다. 암이라는 문제는 피할 수도 감당할 수도 돌아갈 수도 없는 선택지가 없는 그런 문제였습니다.

하지만 암 진단 이후 암 치유 사례들을 통해 자연치유라는 선택지가 있음을 알게 되었습니다. 암 치유자들의 공통점과 치유 메커니즘을 공부하고 치유 청사진이 수립되면서 암이라는 문제에 대한 인식 자체가 달라지게 되었습니다.

꿩 잡는 것이 매라 했습니다. 모든 문제는 그 해결에 가장 부합한 툴이 있습니다.

시험은 여러 번 반복해 공부하는 것이 최선이고, 사람들과의 관계는 진정성 있게 내가 그들을 대하는 것이 최선이었습니다. 아이들에겐 말이 아닌 나 스스로 행동으로 보여주는 것이 최선이었습니다.

암에 대한 최선책이자 해결책은 따로 있었습니다. 암이라는 꿩을 잡는 데 현대 의학이 전부인 줄 알고, 현대 의학으로 암의 치유가 가능하지 않다는 사실에 다들 절망하고 있었던 것입니다. 그렇습니다. 암이라는 문제의 해결에 있어 현대 의학은 일시적으로 그 증상을 없앨 뿐 문제의 근원적 해결은 불가능한 툴이었던 것입니다. 암이라는 문제는 우리 몸의 치유 조건들을 충족시키는 자연치유 노력이라는 본질적 해결책이 따로 있었던 것입니다.

또한 자연치유의 입장에서 암 진단 자체가 암이라는 문제를 해결하는 가장 최선의 조건을 만들어주었습니다.

암 진단을 받기 전에 제 몸은 정상이 아니었습니다. 물먹은 솜뭉치처럼 너무 무겁고 힘들고 몸 여기저기가 아팠습니다. 하지만 한 가정의 가장으로서, 그리고 한 회사의 책임 있는 일원으로서 그 무거운 몸에 더 무거운 책임을 짊어지고 앞으로 나아갈 수밖에 없었습니다. 만약 그때 내 아내나 회사에 "저 너무 힘들어서 지금의 짐을 잠시 내려놓고 몇 달 쉬었다 오겠습니다"라고 말하면 과연 어떻게 반응했을까요? "지금 제정신이냐? 누구는 안 힘드냐? 너무 무책임하다"라는 핀잔을 받았을 겁니다. 그런데 암 진단 후에는 일 안 한다고 누가 뭐라 하지 않습니다. 오대산에서 몇 달 치유에 집중한다 했을 때 집안일이나 직장 일은 신경도 쓰지 말고 오직 치유에만 집중하라고 오히려 격려와 위로를 받았습니다. 암 진단이 제가 치유할 수 있는 멍석을 깔아준 셈입니다.

저는 자연치유 노력을 신선놀음이라 표현합니다. 왜 아닌가요? 앞서 말한 대로 일하지 않아도 됩니다.

자연치유 노력은 신선놀음입니다. 내 몸과 내 세포에 좋은 음식만 넣어줍니다.

자연치유 노력은 신선놀음입니다. 쉬고 싶은 만큼 언제든 충분히 휴식합니다.

자연치유 노력은 신선놀음입니다. 좋은 생각만 합니다. 명상하며 이완합니다.

자연치유 노력은 신선놀음입니다. 감미로운 음악을 듣고 자연 속을 다니며 공명합니다.

자연치유 노력은 신선놀음입니다. 즐거운 프로그램만 보며 많이 웃습니다.

자연치유 노력은 신선놀음입니다. 치병하는 사람들과 만나 자연치유를 공유하며 치유 에너지를 주고받는 치유 모임은 너무나 즐겁습니다.

자연치유 노력은 신선놀음입니다. 기존 나의 위치, 책임에서 벗어나 자신에게만 집중하면 됩니다.

이렇듯 자연치유 노력은 원리적으로 신선놀음 그 이상도 이하도 아닙니다.

신선놀음할 때 부교감은 활성화되고 호르몬 시스템과 대사 체계는 정상으로 돌아옵니다. 이런 생리적 조건이 유지되면 나를 이루는 세포들은 빠르게 회복하고 치유됩니다. 완벽한 우리 몸의 최소 단위가 바로 세포입니다. 세포들이 회복되고 치유되면 무너졌던 내 몸의 치유력과 면역력이 회복되고 건강성을 회복하게 됩니다. 이렇게 건강해지는 과정에서 암을 비롯한 다양한 질병은 치유됩니다.

제가 살아오면서 마주하는 문제들은 너무나 어렵고 힘겨웠습니다. 게다가 저에게 주어진 현실도 녹록지 않았습니다. 그 어려운 현실 속에서 저는 남들과 경쟁해 이겨야 되고 남들과 경쟁해 앞서가야 했습니다. 하지만 자연치유는 누구를 이겨야 하거나 앞서가야 하지도 않습니다. 암과 싸운다고 표현하시는 분이 많은데 사실은 암과 싸우는 게 아닙니다. 그것은 자연치유를 잘못 이해한 것입니다. 자연치유는 그동안 무언가를 위해 도구로 존재하던 나의 삶을 오직 나를 위한 삶으로 바꾸기만 하면 되는 것이었습니다.

신선놀음하라고 하면 어려워할 사람 한 명도 없을 것입니다. 하지만 대부분의 암 환자들이 자연치유를 어려워하고, 또 효과 없는 이유는 자연치유의 메커니즘과 본질을 이해하지 못하고 이제껏 떠안고 있던 삶의 짐을 주렁주렁 짊어진 채 그 삶의 연속선상에서 암에 대한 죽음의 공포 속 그 지옥 같은 현실에서 방법론의 기술적 측면에서만 자연치유라는 신선놀음을 흉내 내기 때문입니다. 골프할 때 온몸에 힘을 잔뜩 주고 스윙하면 공이 멀리 나가지 않습니다. 정확한 자세와 원리를 터득해 힘 빼고 자연스러운 스윙을 해야 합니다. 마찬가지로 온몸에 잔뜩 힘을 주고 자연치유하면 안 됩니다. 치유 원리를 이해하고 치유 조건을 충족하는 노력들을 신선놀음하듯 온몸에 힘 빼고 해야 합니다.

암을 진단받고 암에 대해 공부하면서 이런 신선놀음 같은 자연치유 노력으로 온전히 치유 가능한 암이어서 다행이라는 생각이 절로 들었습니다. 자연치유를 공부하고 이해하게 되면서 나에게는 신선놀음 같은 자연치유 노력으로 치유 가능한 이 암이 사랑하는 나의 가족이나 가까운 사람이 아닌 나여서 다행이라는 생각이 절로 들었습니다.

자연치유를 공부하고 이해하면서 암에 대한 공포는 절로 사라졌습니다. 자연치유를 공부하면서 먹는 치유 음식이 너무 맛있어서, 이런 음식의 맛과 가치를 왜 이제야 알게 되었을까 아쉬울 정도입니다. 자연치유를 공부하면서 자연을 느끼며 운동하는 것이 얼마나 행복한 일인지 알게 되었습니다. 자연치유를 공부하면서 제가 감사할 것들로 넘침을 알게 되었습니다.

자연치유를 한마디로 정의한다면 '치유 적합적 생각 습관과 생활 습관의 개선'입니다.

여기서 핵심은 습관입니다. 습관은 저절로 실천되는 것이지 노력하는 것이 아닙니다.

저에게 자연치유는 누구와 경쟁해 이겨야 하는 일이 아닌 신선놀음이고, 노력할 필요 없는 습관의 영역입니다(습관이 되기까지의 과정은 많은 공부와 학습이 필요합니다).

현실의 온갖 문제와 어려움 속에서 암 치유를 위한 자연치유라는 신선놀음이 어려운 것이지 다른 어려운 현실적 문제가 없다면 암 치유는 그저 신선놀음입니다. 그러기에 인생의 다른 문제들과 비교한다면 매우 쉬운 문제가 될 것입니다.

다만 자연치유 노력이 신선놀음이 되고 습관화되기 위해선 치유 청사진 수립이 전제됩니다. 우리 몸의 완벽함과 그 완벽함의 발현 조건들과 방법론을 이해하여 치유 청사진을 수립하기까지는 많은 공부와 학습이 필요합니다. 치유 청사진이 수립되면 이 모든 과정은 자연스러운 일이 될 것입니다.

저에게 자연치유는 신선놀음이었습니다.

똑같이 자연치유하는데
왜 누구는 낫고 누구는 낫지 못하는가?

암 환우분들 중에서 똑같은 자연치유 노력을 하는데 왜 누구는 낫고 누구는 낫지 못하는가? 하고 묻는 분들이 있습니다. 그 이유는 모든 사람이 똑같지 않기 때문입니다. 자연치유 노력하는 사람들이 똑같을 수 없습니다. 민간요법하면서 자연치유한다고 착각하는 사람이 있고, 100점에 이르는 자연치유 노력하는 사람도 있습니다. 똑같이 자연치유한다고 표현하지만 모두 다릅니다.

항암 치료를 받기로 선택했다면 누구나 똑같이 항암하는 것입니다. 한방병원에서 쑥뜸을 치료받는다면 똑같이 쑥뜸 치료 받는 것입니다. 고용량 비타민 C 주사를 맞는다면 똑같이 고용량 비타민 C 주사 맞는 것입니다.

하지만 자연치유는 자연치유한다고 해서 다 똑같지 않습니다. 각양각색이고, 백이면 백 모두 다릅니다.

자연치유를 현대 의학 안 하고 산속에서 자연적인 무언가를 먹고 낫는 걸로 잘못 알고, 아예 자연치유가 어떤 개념이고 무엇인지도 모르고 민간요법을 자연치유로 오해하고 실천하는 사람이 있는가 하면, 자연치유가 어떤 개념이고 체계인지는 알고 열심히 추구하지만 개인의 역량 부족이나 현실적 여건 미비로 인해 제대로 구현하지 못하는 사람도 있을 것이고, 치유의 핵심을 이해하고 매우 효율적으로 구현하는 사람도 있을 것이기 때문에 똑같이 자연치유하는 경우는 없습니다.

자연치유는 항암 등 어떤 치료처럼 돈만 내면 난 가만히 있어도 누군가 해주는 그런 것이 아니기 때문입니다. 교회 똑같이 나간다고 믿음이 같거나 독서실에서 똑같이 공부한다 해서 성적이 같지 않은 것처럼 말입니다.

그 결과가 다른 이유를 구체적으로 따져보면 우선 첫째로, 방법론 측면이 있습니다.

똑같이 녹즙 2L 먹고 운동 네 시간 하고 매일 두 번씩 매트 찜질하며 온열 요법을 한다 해서 그 효과가 똑같을 리 없습니다. 왜냐하면 환자의 몸 상태가 제각각 다르기 때문입니다. 환자들 중에는 녹즙을 먹으면 역효과가 나는 사람도 있고 500cc가 적당한 사람, 1,000cc가 적당한 사람, 2,000cc가 적당한 사람도 있기 때문입니다. 운동도 마찬가지입니다. 하루 네 시간이 적당한 사람이 있는 반면, 하루 20분도 무리인 사람이 있습니다. 다른 것들도 마찬가지입니다.

그래서 제가 진행하는 자연치유 강의 첫 내용이 저의 하루 일과를 저보다 더 열심히 해도 암은 낫지 않으니 저 따라 하지 말라고 말씀드립니다. 저에게 맞는 옷이 여러분에게 맞을 리 없습니다. 방법론은 치유 조건을 달성하기 위한 수단일 뿐 그 자체가 목적이 아니기 때문입니다. 환자의 몸 상태에 대한 고려 없이 방법론 그 자체가 목적이 되면 나를 암에서 구해줄 우상을 좇는 민간요법을 하는 것이지 본질적인 자연치유 노력이 아닙니다. 방법은 치유를 이루기 위한 수단일 뿐입니다. 그 자체가 목적이 아닙니다.

암에서 벗어나기 위해 녹즙을 먹는 것이 아니라 내 몸에 대한 이해와 우리 몸 치유 조건 중 영양적 치유 조건에 대한 이해를 바탕으로 이를 충족시킬 가장 효율적 수단임을 이해하고 자신의 상황에 맞게 적용하여 녹즙을 먹는 것이 자연치유 노력이며 그렇게 먹을 때 의미가 있습니다. 자신의 몸 상태가 녹즙이 적용될 상황이 아니라면 녹즙은 배제하고 다른 수단으로도 얼마든지 영양적 치유 조건을 달성할 수 있고 그러한 노력이 필요합니다.

둘째, 자신의 상황에 맞게 적절한 방법론으로 치병한다 해도 자연치유 노력 중에서 식사, 운동, 온열 요법 등 눈에 보이는 노력은 당연히 해야 하는 기본이지 핵심이 아닙니다(저는 이를 '변죽'이라 표현합니다). 진짜 중요한 것들은(저는 이를 '앙꼬'라 표현합니다) 다른 데 있습니다. 만약 "암은 죽는 병, 나는 암 환자, 그래서 나는 죽는다"

라는 삼단 논법이 나의 무의식 관념으로 자리 잡혀 있다면 방법론적으로 아무리 100점짜리 자연치유 노력을 해도 컨디션 개선이나 생명 연장에는 도움이 될지 몰라도 내가 원하는 치유는 일어나지 않습니다.

그래서 본질적으로 치유 청사진을 통해 암은 죽는 병이 아니며, 우리 몸의 치유 조건들을 충족시키는 제대로 된 자연치유 노력을 통해 치유 가능함을 이해하고 이해를 넘어 깨달을 때 암에 대한 죽음의 공포를 극복할 수 있을뿐더러 지금 힘들여 하는 노력들이 의미가 있습니다.

이것은 기본적인 것으로, 콩 심은 데 콩이 나지 팥이 날 리 없습니다. 암 치유는 자연치유할 때 치유 현상이 일어나지 민간요법하는데 일어날 리 없습니다.

그래서 자연치유가 어떤 개념이고 어떤 체계이고 어떤 조건에서 치유가 일어나는지 알아야 하고, 그 수단은 어떤 것들이 있으며 나의 상태에서 어떤 수단이 가장 효율적인지 알아야 합니다. 알아야 실천을 하든 치유를 위한 조건들을 구현하든 말든 할 것이기 때문입니다.

자연치유하기 어려운 조건일 때는 지금 상태에서 치유할 수 있는 최소 조건을 만들기 위한 유효적절한 치료들을 선택하는 것도 중요합니다. 자연치유 노력은 현대 의학의 배제를 전제하지 않습니다. 완전 별개의 노력이고 개념입니다.

결국 우리 몸의 치유 조건에 대한 이해는 기본 요소이고, 이의 구현 여부는 개인의 역량이나 환경에 따라 달라집니다. '득도하는 법'을 다룬 책을 달달 외웠다 해서 득도하는 건 아닙니다. 그 책의 가이드대로 실제 실천하며 구현해야 되겠죠. 자연치유도 마찬가지입니다. 그래서 자연치유 노력은 각자의 역량 안에서 최선을 다해 이루고자 하는 추구의 영역입니다.

셋째, 제3자가 볼 때는 알 수 없는, 자연치유하기 힘든 내면적 상황일 수도 있습니다. 가족이나 제3자와의 극심한 갈등, 암 진단으로 직장을 잃을지도 모른다는 초조함, 누군가와의 송사, 경제적 갈등 혹은 궁핍……. 그 외 우울증 같은 여러 정신적 문제, 염세적인 가치관 등등 자연치유 노력을 제대로 할 수 없는 다양한 조건과 상황이 있을 수 있습니다. 이런 영역 역시 우리 몸의 건강성에 지대한 영향을 미치기에 중요한 치유 조건 중 하나이며 이를 개선해가는 것도 매우 중요합니다.

뭘 해도 암이 낫는데 자연치유 노력이 가장 싸게 먹혀서 여러분이 자연치유하려는 건 아닐 겁니다. 누군가 치유 이루지 못함에 낙담하고 두려워할 것이 아니라 내가 선택한 자연치유가 암의 근본적 치유책으로 이해되고 받아들여지고 이를 통해 누군가 치유를 이뤘다면 이에 감사하고 기뻐하며 이를 충실히 추구하면 될 뿐이고 그것이 최선입니다.

치유되는 사람들을 간단한 모델로 정립하면, 머리 비우고 심호흡하며 규칙적으로 몸 움직이고 자연식하는 것입니다.

이 중에서 가장 안 되는 것이 머리 비우기입니다. 암 치유자들의 가장 큰 공통점이 마음을 비움으로써 암에 대한 공포에서 벗어났다는 것이라고 합니다.

머리 비우는 것은 마음을 비우는 것이고, 마음을 비운다는 것은 내가 할 일을(암 환자라면 총체적인 제대로 된 자연치유 노력) 충실히 하고 결과에 연연하지 않는 것입니다. 암 치유자들의 가장 핵심적 공통점은 자신이 선택한 것이 최선이고 이를 통해 치유를 이룰 수 있다고 믿으며 갈등하고 고민하지 않았다는 점입니다.

결과에 연연하지 않기 위한 조건이 무엇일까요? 지금 내가 하고 있는 자연치유 노력이 암을 치유함에 있어 최선의 길이고 노력이라 생각하신다면 결과에 연연할 이유가 없습니다. 내가 최선의 길을 선택해서 온 힘을 다하는데 더 나은 선택이 있습니까? 개인적 역량의 한계로 치유를 이루지 못한다 해도 치유를 이루지 못함이 안타까울 수는 있지만 최선의 길이라 생각하고 자연치유 노력을 열심히 한 것은 후회할 일도 잘못된 일도 아닐 것입니다.

사람은 신이 아닙니다. 우리 인간은 어떤 문제와 마주함에 있어 최선의 길을 선택하여 온 힘을 다하는 것이 최선인, 불완전한 현실 속에 사는 불완전한 존재입니다. 신이 아닌 우리가 어떤 결과를 담보할 수는 없습니다. 그러나 인간은 결과를 담보할 순 없지만 최선의 길을 찾고 선택할 순 있습니다. 최선의 길을 선택했다면 결과에 연연할 필요가 없습니다. 그래도 어떤 결과를 보장받고 싶다면 암 고친다는 계룡산 도사에게 나를 맡기시면 됩니다.

신호 지키고, 정속 운전하고 교통 법규 다 지켜도 만취한 음주 운전자가 중앙선을 넘어 사고가 나거나 죽을 수도 있습니다. 그렇다고 신호 준수하고 정속 운전하고 교통 법규 지키는 것이 잘못된 것도 의미 없는 것일 리도 없습니다. 그것이 우리가 할 수 있는 최선이고, 사고를 예방하는 최선의 길입니다. 모든 교통 법규 다 지켜도 사고로 죽을 수 있다는 사실 때문에 교통 법규를 지킬 필요가 없다든가 운전 자체를 피할 이유는 되지 않습니다.

핵심은 자연치유 노력으로 내가 낫느냐 아니냐가 아니라 암이라는 본질의 근본적 치유책이 자연치유 노력이라는 데 동의하느냐 여부입니다. 동의한다면 좌고우면할 필요 없습니다. 자연치유는 건강성 회복 노력이고, 이것이 암의 근본적 치유책임을 알기에 결과에 관계없이 우리는 추구해야 하는 것입니다. 좌고우면, 걱정과 고민, 갈등은 우리 몸의 치유력을 갉아먹을 뿐이고 나의 치유 가능성을 낮출 뿐이기 때문입니다.

암이라는 본질의 근본적 치유책으로서 자연치유에 동의하지 않고 최선의 길이 아니라고 생각되면 다른 최선의 방법을 찾아 그 것을 선택하고 역시 좌고우면할 필요 없이 그 선택에 집중하시면 됩니다. 인간은 존엄성을 갖춘 존재이고 자기 결정권을 가진 존재 입니다. 그 선택이 설사 암의 치유책으로서 부합하지 않은 선택이 라 할지라도 이러할 때 그 선택지 안에서 가장 최선의 결과가 나 올 것입니다.

암의 근본적 치유는, 암을 없애는 최소한의 치료 노력과(현대 의 학적 치료 외) 더불어 제대로 된 자연치유 노력, 즉 건강성 회복을 추구하는 과정의 그 어디쯤에선가 일어날 것입니다.

암이어서 다행이고 나여서 다행이다

자연치유를 공부하고 치병하면서 자주 들었던 생각이 '참으로 암이어서 다행이고 (암이 가족 중 다른 사람이 아닌) 나여서 다행이다' 였습니다.

암 환우 여러분은 사형을 선고받듯 암을 진단받았을 때 다른 병도 많은데 왜 하필 절망적인 암일까 하고 원망하지 않으셨는지 모르겠습니다. '암'은 부동의 우리나라 사망 원인 1위이고 무서운 병입니다. 하지만 제 생각에 가장 무서운 병은 뇌출혈, 뇌경색, 심근경색 등을 비롯한 뇌혈관, 심장 질환 등 혈관성 질환들입니다. 발병 전까지 어떤 징후도 없고 발병하면 치명적입니다. 치사율도 매우 높지만 살아난다 해도 노동력을 상실하고 장애가 남는 등 이전 삶으로 다시 돌아갈 수 없는, 본인은 물론 보호자에게도 너무나 힘겨운 병입니다.

생각해보세요. 의식은 있는데 몸을 전혀 움직일 수 없는 상태의 육신은 내 정신을 가둬놓는 감옥이 됩니다. 보호자는 어떨까요?

대소변 받아내는 건 기본이고 환자가 몸을 전혀 통제하지 못해 두 시간마다 뒤집어주지 않으면 살이 그대로 눌려 혈액 순환이 안 돼 괴사되는 욕창을 피할 수 없습니다. 아무것도 하지 못하고 환자 옆에 붙어 있어야 합니다. 환자 본인은 물론 보호자에게도 그야말로 생지옥입니다.

우리 주변에는 이런 환자가 가족이 드러내지 않아 잘 보이지 않을 뿐 매년 수만 명의 사람이 혈관성 질환으로 죽어가고 있습니다. 제 친구 역시 15년 전쯤 뇌출혈로 가족들과 말 한마디 인사도 남기지 못하고 눈을 감았습니다.

하지만 암은 어떻습니까? 암은 나의 정신과 마음을 육신 안에 가두어놓지 못합니다. 암이라는 병은 우리나라 사망 원인 1위이지만 몇 년 전 췌장암으로 투병하다 돌아가신 탤런트 김영애 씨는 돌아가시기 얼마 전까지 드라마 촬영을 했습니다. 대장암으로 사망한 길은정 씨 역시 사망 몇 주 전까지 라디오 등 다양한 방송 활동을 했습니다. 말기 암에서도 활발한 활동이 가능한 암이라는 병의 이런 특성 때문에 암으로 사망한 어떤 연예인은 혹시 주목받으려고 연기하는 거 아니냐는 의심을 받기도 했습니다.

암이 죽는 병이다 아니다를 떠나 암이라는 병은 설령 사망한다 하더라도 인생을 정리할 충분한 시간을 주고, 사망 얼마 전까지 스스로 걷고 먹고 생활할 수 있다는 것은 참으로 다행이 아닐 수 없습니다. 그뿐만 아니라 암은 나를 치유 적합적 삶으로 바꾸는 계기가 되기에 그 과정에서 암의 치유는 물론 제 인생을 눌러왔던 지긋지긋한 비염과 귀 질환, 기타 질환 등이 사라진 저처럼 이전과 비교할 수 없을 정도로 더 건강하고 삶의 질이 높아질 수 있으니 암에 걸리기 이전의 파괴적인 삶의 방식을 돌아보게 해준 암은 저에게 너무나 고마운 존재입니다.

암은 급성 질환이 아니기에 저처럼 너무 늦게 발견해도 제대로 된 치유책만 강구한다면 얼마든지 치유될 시간이 있는 것은 물론 이전보다 더 건강한 삶을 영위할 수 있음을 알게 되었기에 치병하면서 얼마든지 회복 가능한 '암이어서 다행이다'란 생각을 하지 않을 수 없었던 것입니다.

무엇보다 저의 가슴을 쓸어내렸던 건 암이 가족 중 누구도 아닌 저에게 왔다는 것에 감사했습니다. 지금의 암이 제가 아닌 부모님, 형제, 아내, 아이에게 찾아왔을 때 과연 제가 생각하는 자연치유를 전하고 온전히 설득하여 실천하게 할 수 있을까를 생각해보면 저는 자신 없었습니다.

저는 자연치유를 스스로 공부하여 이해하고 받아들였기에 제 생각과 행동에 저절로 녹아들어 실천할 수 있었지만 다른 누군가를 설득해 이를 받아들이게 한다는 것은 너무나 어려운 일임을 알고 있습니다. 그것이 가족일지라도 거의 불가능함을 알기에 다른 가족이 아닌 저에게 암이 온 것이 너무나 다행이고 감사하다는 생각을 했던 것입니다.

실제로 치병 초기에 다른 환우분들에게 자연치유를 전하려 했으나 그 시도가 무참히 깨지면서 치병도 가치관이 관여한다는 사실을 알게 되었습니다. 특히 암에 대한 현대 의학적 치료 시스템은 제도권이라는 권위 위에 있고, 암은 곧 죽음이라는 공포와 더해져 어떠한 사고의 유연성도 허용하지 않기에 가족 중 다른 사람이 아닌 나에게 암이 찾아옴을 진심으로 감사하게 생각했습니다. 이런 생각을 할 수 있는 근저에는 암이 죽는 병도 죽을병도 아니어서 제대로 된 자연치유 노력을 통해 치유될 수 있다는 진실과 자연치유 노력이 원인을 없애는 근본적인 치유책이고 이것이 최선책임을 알았기에 가능했음은 물론입니다.

또한 저는 대화나 상담을 하면서 많은 환우와 보호자를 만났습니다. 그 과정에서 보호자들이 많은 어려움을 겪고 있음을 알게 되었습니다.

암을 치병함에 있어 치병의 주도권을 누가 가지고 있느냐는 치유 여부를 가를 만큼 매우 중요한 문제입니다. 제 경험으로는 환자가 치병의 주도권을 가지고 가는 경우보다는 보호자가 치병의 주도권을 가지고 가는 경우를 더 많이 본 것 같습니다. 왜 그럴까요? 환자 본인은 피동적이고 무력감에 빠져 무언가 해보려는 의지 자체를 잃기 때문이란 생각을 해봅니다. 그렇기에 보호자의 입장에서 보면 치유에 대해 공부하고 환우분을 설득하고 치유 가능한 여러 가지를 준비하고…… 그분들이 참으로 힘들겠다는 생각을 하게 됩니다.

광활한 정보의 바다에서 암을 극복하기 위한 정보를 찾아 이리저리 헤매 다니며 공부하고 그 내용을 환자에게 인지시키고 설득시키느라 피 말리는 시간을 보냅니다. 그리고 준비까지도……. 물론 잠 못 자고 생업이나 자신이 할 일을 하느라 몸은 지칠 대로 지친 상태에서 말입니다.

자연치유는 일반 치료와는 그 방향과 개념이 전혀 다릅니다. 어떤 약으로 병을 치료하는 경우 환자는 아무 생각 없이 보호자가 챙겨주는 약만 먹어도 상관없지만 자연치유는 그렇지 않습니다. 암 치유의 핵심을 한 문장으로 표현하면, 치유 적합적 생각 습관과 생활 습관의 개선입니다. 그것은 환자 아닌 어느 누구도 대신해줄 수 없습니다.

잘하든 못하든 치유 노력은 환자의 몫이고, 보호자는 조력자 이상의 역할을 할 수도 없거니와 해서도 안 됩니다(환자가 보호자를 절대적으로 의지하고 따르는 경우는 예외입니다). 오히려 역효과를 일으킬 가능성이 큽니다.

그렇기에 자연치유에는 철칙이 있습니다. 환자 자신이 자연치유를 이해하고 확신하며 실천해야 하고 많이 알고 못 알고 잘하고 못하고를 떠나 자연치유 실행의 주체는 환자 자신이어야 한다는 점입니다. 자연치유에 확신이 넘치는 보호자가 자연치유를 받아들이지 못하는 환우에게 자연치유를 강요하는 건 그렇지 않아도 힘겨운 환우에게 커다란 짐과 스트레스를 안겨줄 뿐입니다. 환자를 위하는 보호자의 마음과는 달리 결과론적으로 전혀 도움이 되지 않습니다.

그렇다면 현실적으로 어떻게 해야 할까요?

환자가 자연치유를 받아들이지 않은 경우, 자연치유라는 선택지가 있음을 인식시키고 제시해야 합니다. 그러기 위해선 자연스럽게 자연치유에 접할 수 있는 환경을 만들어주는 게 좋습니다. 자연치유에 관련된 책, 언론에 나오는 자연치유 사례나 글, 자연치유에 부합하는 기사나 인터뷰, 논문 등을 자주 제시해주면 처음엔 별 관심을 보이지 않더라도 다양한 방면에서 자연치유에 관한 이론이나 사실, 치유 사례들이 언급되면서 믿음이 생길 가능성은 훨씬 커집니다. 특히 환우분이 가장 신뢰하는 분이 자연치유를 공부하고 이를 매일매일 전달한다면 매우 효과적일 것입니다.

그러나 현대 의학적인 치료법 이외에 자연치유라는 선택지가 있음을 충분히 인식하고 자연치유에 대한 다양한 이론과 논리를 접했음에도 불구하고 환우분이 자연치유 대신 현대 의학적 치료를 선택한다면 환우분의 선택을 존중해주셔야 한다고 생각합니다. 어떤 치병 방법을 선택할지는 환자 본인에게 있고 환자 자신이 선택할 권리를 가지기 때문입니다. 어떤 치병 방법을 선택하든 비난이나 야유의 대상이 될 수 없습니다. 현대 의학적인 치료로 치병 방향을 정하더라도 그 선택을 존중해주고 거기서 최선의 결과가 나올 수 있도록 보호자는 최대한 지원해주어야 한다고 생각합니다.

환자가 자연치유를 받아들였을 경우, 보호자가 어떤 생각을 하든 환자 본인이 자연치유를 받아들여 실천한다면 환자 스스로의 계획대로 실천하시면 됩니다. 보호자는 믿고 지켜보며 치유하는 데 필요한 부분들을 도와줍니다. 문제 되는 것은 보호자가 자연치유에 대한 지식이나 확신이 크고 환자는 상대적으로 그렇지 못할 때입니다. 이런 경우 보통 보호자가 치병의 주도권을 가지는데 좋은 결과를 얻기 어렵습니다. 이런 상황에서는 보호자가 말을 하든 하지 않든 환자는 보호자의 눈치를 보게 되고 이 상태에서는 평상심과 평화로운 상태에서의 치병이 어렵습니다. 보호자가 있을 때와 없을 때가 다르고 시간이 갈수록 스트레스가 쌓이게 됩니다.

그렇다면 어떻게 하는 게 최선일까요?

우선 환자와 보호자가 자신의 감정을 솔직히 털어놓는, 깊고 진솔한 대화가 필요합니다. 치유는 당연히 환자 자신이 가장 간절히 원하고 있을 것입니다. 환자 본인이 기꺼이 치병하고 치유의 결과를 얻고 싶다면 보호자에게 최선을 다해 자연치유 노력을 할 것이라는 믿음을 주셔야 합니다.

가장 좋은 것은 환자가 최선을 다해 자연치유 노력을 하겠노라고 명확하게 선언하셔야 합니다. 환자는 보호자에게 내가 자연치유를 실천할 의지와 나의 컨디션과 주어진 상황에서 최선의 노력을 할 것임을 인식시켜주셔야 합니다. "나는 자연치유를 선택하겠다. 그리고 나에게 주어진 환경에서 최선을 다해 실천하겠다." 그리고 보호자는 이러한 선언을 한 환우분을 진실로 믿고 지지해주셔야 합니다. 보호자 또한 명시적으로 믿음을 가지고 지켜보며 환자가 자연치유하는 데 필요한 것들을 최선을 다해 도와주겠다고 선언하셔야 합니다. 그리고 환자가 자연치유를 실천함에 있어 도우미 역할 그 이상을 해서는 안 됩니다.

앞서 언급했던 것처럼 환자 스스로의 자각이 따르지 않는 자연치유 노력들은, 또한 자각했더라도 자율에 의하지 않는 치병은 스트레스 그 이상도 이하도 아니기 때문입니다. 스트레스가 모든 치유 시스템을 무력화한다는 사실은 다 아실 겁니다.

보호자는 치병 자체에 관여하기보다는 환자를 믿고 지지해주는 마음, 이 마음이 환자에게 가장 큰 힘이 될 것입니다.

다시 한번 말씀드리지만, 조금 미비하더라도 치병의 주도권은 환자 본인이 가지고 치병하셔야 최선의 결과가 나옵니다.

치유는 주체성 여부가 핵심입니다. 완벽하지만 타율적인 자연 치유 노력보다 조금 부족하더라도 자율적인 자연치유 노력이 치유 가능성이 훨씬 높을 뿐 아니라 비교할 수 없이 효과적입니다.

전업치병 모드, 관리 치병 모드, 일상 모드

자연치유 현상은 자연치유의 개념, 논리, 체계가 있고, 치유는 저절로 일어나는 것이 아니라 엄격한 치유 조건이 충족된 상태에서 일어나는 현상입니다.

내 목숨이 달린 암이라는 문제를 대처함에 있어 대충 널널하게 대해도 안 되겠고 최선을 다하더라도 본질에 맞지 않게 엉뚱한 방향으로 하면 안 됩니다. 왜냐하면 내가 원하는 온전한 치유는 오지 않을 것이기 때문입니다.

그래서 치유 청사진을 수립하고 우리 몸 치유 조건을 충족하는, 내 몸에 맞는 다양한 방법론들을 나의 하루 삶에 유기적으로 녹여낸 제대로 된 자연치유 노력을 치유를 이룰 수 있는 기간에 철저히 실행한다면 온전한 치유는 손에 잡히는 미래 안에 존재할 것입니다. 왜냐하면 우리 몸에는 그럴 완벽함이 있으니까요!

암 환자라는 건 우리 몸의 암에 대한 방어 체계가 붕괴됐다는 뜻이고, 이는 더 크게 건강성이 무너졌다는 의미이기도 합니다. 그렇다면 우리가 암을 치유한다는 건 무너진 건강성을 회복하여 결과적으로는 암에 대한 방어 체계를 복구한다는 의미인데, 이는 건강성을 무너뜨린 기존 삶의 방식에 더해 암에 좋다는 것 몇 가지 해서 가능한 일이 아닙니다. 그래서 아무리 초기 암이라 하더라도 반드시 이를 집중적으로 복원하는 과정인 전업치병은 필수입니다.

전업치병 모드

학생의 본분은 공부이고 노동자의 본분은 열심히 일하는 것이고 암 환자의 본분은 치유에 집중하는 것입니다. 전업치병은 암 환자의 치유와 이후 건강성 회복을 위해 반드시 필요한 과정입니다.

전업치병의 개념: 전업치병은 치유에만 집중하는 것입니다. 단순히 어떤 방법론을 양(量)으로 승부하는 개념이 아니라 우리 몸 치유 조건들을 충족시키는 다양한 방법론들을 유기적으로 나의 삶에 녹여 본질적인 치유에 집중하는 개념입니다. 질병과 건강에도 관성의 법칙이 적용됩니다. 질병 상태에서는 질병이 더 악화되는 방향으로 나아가려는 관성이, 건강한 상태에서는 더 건강해지려는 방향으로 가려는 관성이 작용합니다. 전업치병 과정은 질병의 관성을 건강의 관성으로 바꾸기 위한 집약된 노력의 과정을 뜻합니다. 전업치병 과정은 온전한 치유를 위한 기반이 될 뿐 아니라 치병 기간을 획기적으로 줄여줍니다.

전업치병 기간: 암종, 병기, 발병 부위에 따라 달라질 수 있지만 4기는 1년, 상황에 따라 그 이상의 기간이 필요하고 초기는 6개월, 즉 최소 6개월에서 1년 정도의 전업치병 기간이 필요합니다. 건강성을 온전히 회복하기 위한 최소한의 기간입니다. 저 역시 1년을 설정하고 전업치병했지만 암 진단받고 사정상 8개월 만에 직장을 다니는 점을 고려하여 1년 반을 전업치병했습니다.

직장 다니면서도 전업치병할 수 있습니다. 다만 최소 암 정지 상태여야 하며 어떤 직장이냐가 중요합니다. 스스로 시간을 통제하고 업무량을 조절할 수 있는 직장이라면 가능합니다. 저는 그랬기에 직장 다니면서 전업치병했습니다.

전업치병이 필요한 이유: 전업치병하지 않고 이후에 설명드리는 관리 치병 모드 개념으로 치병해도 온전한 치유에 가까운 효과를 볼 수 있습니다. 하지만 우리가 자연치유의 목표인 암에서 벗어나 다시는 암에 발목 잡히지 않고 내가 하고 싶은 일을 마음껏 하기 위해서는 전업치병 기간이 반드시 필요합니다.

자연치유의 궁극적 목표는 평생 치료받으며 노동력, 경제력 상실한 채 암으로 죽지 않기 위해 자연치유하는 것이 아닙니다. 온전히 회복해서 내가 하고 싶은 일을 마음껏 하기 위함입니다. 그러기 위해서는 반드시 필요한 과정과 개념이 전업치병입니다.

암을 시험에 많이 비유하는데 고시생이 고시원에서 직장 다니며 두세 시간 공부하면 실력이야 늘겠지만 합격은 못 하고 장수생이 될 것입니다. 이런 식으로 10년간 고시 준비한 수험생이 2년간 전업으로 준비해 합격한 수험생보다 공부한 시간 자체는 더 많지만 합격하지는 못합니다. 매우 비효율적입니다.

그래서 시험과 치병은 짧고 굵게 해야 합니다. 둘 다 길어지면 피곤해집니다. 그 수단이 전업치병 과정입니다. 전업치병은 치유 청사진을 수립하는 과정이기도 하며 제대로 된 자연치유 노력이 전제됩니다.

관리 치병 모드

자연치유에 집중하는 전업치병 과정은 그렇게 사는 것이 바람직해서 하는 것이 아니라 암에서 벗어나 온전한 건강성을 회복하여 내가 원하는 일상적인 삶을 살기 위함입니다.

1년간의 전업치병 기간을 통해 건강성과 암에 대한 방어 체계가 복원되었다 하더라도 이는 공고한 것이 아니라 외부의 작은 압력에도 쉽게 무너질 수 있는 불안한 상태입니다. 이 때문에 우리는 전업치병에서 벗어나 자신이 원하는 일상으로 복귀해야 하는데 그 중간 과정으로 관리 치병 모드는 필수입니다.

관리 치병 모드의 개념: 전업치병 노력을 통해 복원된 건강성과 다시 세운 암에 대한 방어 체계를 굳히고 다져서 작은 충격과 지진에(현실에서 건강성을 훼손하는 여러 요소들) 흔들리지 않는 튼튼한 몸으로 다지기 위한 필수적인 과정입니다.

구체적 내용: 거의 모든 점이 전업치병과 같다고 보시면 됩니다. 낮은 강도의 직장 생활도 가능합니다. 결정적으로 다른 점이 있다면 외식이 가능하다는 것인데, 일주일에 한 번만 가능합니다. 일주일에 한 번 자유식 쿠폰이 생긴다고 생각하면 됩니다. 이렇게 6개월 동안 생활하고 내 몸의 컨디션, 피 검사 결과 등을 종합 고려해 별문제가 없다면 일주일의 한 끼 자유식을 해도 내 몸은 흔들리지 않을 정도의 건강성을 회복한 것입니다. 그다음엔 일주일에 두 끼 자유식이 가능합니다. 또 6개월이 지나면 일주일에 자유식 쿠폰 세 장이 생깁니다. 자유식 쿠폰 세 장은 1년간 유지합니다. 일주일에 외식 세 번이 가능하다면 사회생활하는 데 전혀 불편함이 있거나 문제가 되지 않을 겁니다.

관리 치병 모드 기간: 암 치병에서는 전업치병 기간 1년 + 관리 치병 모드 기간 2년이 기본입니다. 저의 경우는 전업치병 기간 1년 반 + 관리 치병 모드 기간 1년 반을 했습니다.

일상 모드

우리가 자연치유하는 궁극적 목적은 생명 연장해가며 암으로 죽지 않기 위해서가 아니라 다시는 내 삶이 질병에 발목 잡히지 않고 내가 진정 원하는 삶을 살기 위함입니다. 내가 원하는 삶은 무엇일까요? 바로 건강한 사람들에게는 너무나 당연하고 자연스러운 일상 모드의 삶입니다.

일상 모드는 치병 과정이 아니기에 치병을 붙이지 않습니다.

일상 모드의 개념: 전업치병과 관리 모드 기간을 통해 회복된 건강성과 암에 대한 방어 체계가 다져지고 굳혀지면 건강해지려는 관성을 회복한 상태가 됩니다. 이 상태에서는 암 치병에서 벗어나 일상생활로의 복귀가 가능합니다.

이것은 자연 정화 능력을 회복한 강(치유된 몸)은 일정 오폐수(일상생활에서의 건강성 훼손)가 유입되더라도 스스로 정화 능력을 발휘하면서 강의 생태계(건강성)가 유지되는 것에 비유될 수 있습니다.

기본적으로 제대로 된 자연치유 노력 기반의 전업치병(1년)과 관리 치병(2년)의 노력이 결실을 맺으면 정화 능력을 회복한 강처럼 일상생활(직장 생활 포함)에서 오는 건강성 훼손 요소들이 있어도 스스로의 건강성을 유지할 수 있게 될 것입니다.

다만 여기서 중요한 것은, 일상 모드라 하여 이전의 삶으로 돌아가는 것이 아니라는 점입니다.

환경과 관련된 주요 의제 중에 지속 가능한 개발이라는 개념이 있습니다. 지구 환경만을 생각한다면 우리 모두 현대 문명을 버리고 구석기 시대로 돌아가는 것이 가장 바람직하지만 그래서도 안 될뿐더러 가능하지도 않기에 지구의 건강성과 생태계가 유지 가능한 범위 내에서 우리 인류의 개발과 발전을 추구하자는 개념입니다.

마찬가지로 우리가 건강성 회복만을 목적으로 모든 것 포기하고 산속으로 들어가 암으로 죽지 않으려고 한평생 치병에만 집중하며 사는 것은 우리가 원하는 삶이 아닐 것입니다. 일상 모드는 치병하는 과정에서 우리 몸에 대한 이해, 자연치유에 대한 이해를 바탕으로 내가 원하는 삶을 살고, 목표를 이루면서도 건강성을 유지할 수 있는 지속 가능한 균형 잡힌 삶을 뜻합니다.

일상 모드에서는 일과 건강을 양립하기 위한 자신만의 노하우가 필요합니다. 지속 가능한 개발처럼 저는 '일상 모드'를 '지속 가능한 삶의 방식'이라 말씀드릴 수 있습니다.

여기 계신 모든 암 환우분들이 온전한 치유에 집중하는 전업치병과 관리 치병 모드 과정을 거쳐 빠른 시일 내에 우리가 원하는 일상 모드로 진입하길 진심으로 소망합니다. 지금의 저처럼.

자연치유하면서 반드시 체크해봐야 할 것들

사람이 처음부터 완벽할 수는 없습니다. 그래서 방향을 정해놓고 출발했다 하더라도 지속적으로 학습하고 실천하면서 자연치유를 업그레이드하는 동시에 지금 하고 있는 자연치유 노력이 제대로 된 방향으로 가고 있는지 살펴보아야 합니다. 이 길이 맞겠지 하고 앞뒤 안 가리고 막 달려 나가다가 나중에 "여기가 아닌가봐…… 방향 잘못 잡았네……" 하면 안 되니까요. 내 목숨은 그 무엇보다 소중하고, 단 하나이기 때문입니다.

따라서 자연치유를 시작하면 그것으로 끝이 아니라 내 몸에 맞는 방법으로 지금 바른 방향으로 가고 있는지, 무엇이 문제인지 꼭 체크하며 매일매일 사격에서 영점 조정하듯 정진해야 합니다. 그 구체적 내용으로 자연치유하면서 반드시 체크해야 할 것들이 있습니다. 그중에서 가장 중요한 것이 내 몸 여러 증상을 포함해 매일매일의 컨디션을 체크하는 것입니다.

자연치유는 건강성 회복 노력이고, 자연치유 노력이 제대로 되어가고 있다면 어제보다 오늘이 더 건강해졌을 것이고 내일은 오늘보다 더 건강해질 것입니다. 건강성 회복이라는 게 다른 것 없습니다. 건강하면 몸이 가볍고 컨디션이 좋을 수밖에 없습니다. 그래서 건강성 회복 여부를 알 수 있는 가장 좋은 방법이 컨디션입니다.

질병을 앓는 환자가 죽음을 맞이하는데 어제까지 멀쩡하다가 갑자기 죽음에 이르지는 않습니다. 누가 봐도 알 수 있는, 죽음으로 가까이 가는 과정을 거칩니다. 자연치유 노력은 이 과정을 되돌려 건강성을 회복하려는 노력이자 과정입니다. 내일 죽는데 오늘 몸이 하늘을 날아갈 것처럼 너무 가뿐하고 개운하고 기분이 좋을 수는 없습니다. 그래서 매일매일 각종 증상의 변화 추이, 컨디션 변화 추이가 가장 중요합니다. 치유의 방향으로 가고 있다면 매일매일 느끼는 컨디션은 점차 좋아질 수밖에 없습니다.

물론 항상 그런 것은 아닙니다. 자연치유 노력 초기에, 특히 해독 과정이 이루어지는 경우에는 극심한 컨디션 난조를 겪을 수도 있습니다. 그렇지 않더라도 우리 몸은 직선이 아닌 곡선을 타기에 치유되는 과정에서도 어느 정도 상하한선을 두고 컨디션의 변화는 있을 수 있습니다. 하지만 추세는 전반적으로 좋아집니다. 나름 자연치유 노력을 하고 있는데 지속적으로 컨디션이 나빠지고 있다면, 제대로 하고 있지만 해독 과정 혹은 아직 치유로 접어들기 전이거나 제대로 된 자연치유 노력을 못 하고 있는 상황이 될 것입니다.

컨디션을 체크할 때 살펴야 할 항목으로 '통증 등 다양한 증상의 증감 정도, 체중, 피로도, 식사량, 식욕, 수면의 양과 질의 변화, 안색, 대변 상태, 느낌과 감정'도 주요 체크 사항이 됩니다.

자연치유하면서 경과 관찰 시 컨디션이 가장 중요한 체크 포인트가 되겠지만 디테일한 사항을 알 수 없고 혹시 정신 승리의 착각일 수도 있기에 이를 객관할 데이터가 필요합니다. 내 몸 상태를 객관화하는 가장 좋은 방법이 주기적으로 피 검사를 받는 것입니다. 각종 피 검사 결과를 통해 내 몸이 내가 원하는 방향으로 가는지 아닌지를 체크해볼 수 있어 가장 객관적인 자료가 되기 때문입니다.

그런데 피 검사 해보시라고 하면 "병원에서 피 검사 했는데 정상이래요" 그렇게 말씀하시는 분이 많습니다. 남 일이 아닌데 나의 검사 결과를 남에게 전해 들으면 안 될뿐더러 우리가 피 검사를 하는 이유는 단순히 정상이냐 비정상이냐보다는 과거 검사 결과부터 지금까지 그 추세가 내가 원하는 방향으로 개선되어가고 있느냐, 그 방향성으로 가고 있느냐가 중요합니다. 왜냐하면 지금 내 몸이 완벽해서 자연치유 노력하는 것이 아니라 내 몸의 건강성에 치명적 문제가 있어 이를 개선하기 위해 자연치유 노력하는 것이기 때문입니다. 정리하면 자연치유는 건강성 회복 노력이기에 오늘 피 검사의 결과가 어떠냐도 중요하지만 지난 과거의 검사에 비추어봤을 때 어떤 방향으로 가고 있느냐가 중요한 체크 포인트가 됩니다.

예를 들어 특정 수치가 정상 범위 안이지만 지속적으로 오르고 있다면 이는 문제가 있는 것입니다. 이때는 문제점을 찾아 수정해야 합니다. 반대로 정상 범위를 훌쩍 넘겼지만 지속적으로 낮아지고 있다면 정상 범위를 넘긴 상태라도 개선되고 있는 것이기에 문제없이 지금처럼 해나가면 됩니다.

자연치유 과정에서 건강성 회복 여부를 반영하는 주요 검사 항목은 따로 있습니다. 동시에 피 검사 결과들을 확인함에 있어 중요한 것은 정상 여부보다 우리가 체크해야 될 주요 항목의 이상적인 수치를 목표로 삼아야 합니다. 이는 자연치유하면서 우리 몸이 치유되어가는 과정을 객관화하는 지표가 될 것입니다.

피 검사는 기본적으로 최소 한 달에 한 번씩 주기적으로 하시길 권합니다. 그래서 각 피 검사 항목들의 변화 추이를 본다면 내 몸의 변화를 객관적으로 파악하는 데 큰 도움이 될 것입니다.

그런데 일정 기간마다 주기적으로 하는 것은 일반적인 상황일 때이고, 나의 치병 항목에 새롭게 추가되거나 변동이 있다면 그때마다 해보시는 게 좋습니다. 예를 들어 구충제 복용을 시작했거나 혹은 녹즙을 먹기 시작했다면 주기적 피 검사 일정과 관계없이 일주일 후에 검사해보는 식이죠. 그래야 지금 내가 처음 시도하는 것이 내 몸에 어떤 부작용이나 문제가 없는지 알 수 있기 때문입니다. 누구에게는 좋은 효과를 봤을지 모르지만 사람마다 반응이 다를 수 있기 때문입니다.

피 검사 항목 중에는 우리 몸 장기들의 기본 상태를 알아보는 항목들이 있습니다. 그럼 어떤 수치를 눈여겨봐야 할까요? 다양한 수치들 중에서 자연치유하는 사람들이 꼭 체크해봐야 하는, 제가 특히 중시하는 수치들이 있습니다. 이를 통해 자신이 원하는 몸의 상태가 개선되고 치유의 방향으로 가고 있는지 체크해볼 수 있습니다.

암 자연치유하시는 분들에게 식이요법은 기본이자 필수입니다. 그리고 다양한 치료들을 받게 되는데 이러한 것들을 문제없이 자유롭게 충분히 적용하고 실천하기 위해선 기본적으로 간과 신장 기능이 정상적으로 작동해야 합니다. 간과 신장 기능에 이상이 있다면 식이요법을 하는 데 문제 되기 때문입니다. 그리고 우리는 식이요법뿐 아니라 다양한 치료와 약물, 보조제 등을 이용하기에 이런 것들이 내 몸의 간과 신장에 부담이 되거나 악영향을 미치지 않는지 예의 주시하며 체크해봐야 합니다.

신장 기능을 체크할 수 있는 검사

우리가 식사를 하면 우리 몸의 대사 과정에서 생성된 고형 노폐물은 대변을 통해 배출되고, 핏속의 노폐물은 신장의 사구체에서 걸러 소변으로 배출됩니다. 보통 매일 200L의 혈액을 걸러내고 2L 정도의 소변을 배출한다고 합니다. 이 과정에서 필요한 영양분은 재흡수하기도 하고 그래서 일정한 수분과 전해질을 유지합니다. 신장은 그 외 호르몬 조절, 혈압 조절 등의 기능도 하는 장기입니다.

신장 기능에 이상이 있을 경우, 적극적인 식이요법을 실천하는 데 제한이 되므로 반드시 자연치유하기 전, 특히 식이요법하기 전에 반드시 체크해야 될 검사입니다. 신장 기능에 이상이 있다면 신장 기능이 커버 가능한 범위에서 치유 식이 원칙들을 적용하되 자연치유 과정에서 신장 기능도 점차 회복될 것입니다. 신장 기능이 점차 개선되면 그 용량을 늘려가면 됩니다.

BUN(blood urea nitrogen, 7~20): 풀어 쓴 영문 그대로 혈액 요소 질소를 뜻합니다. 요소는 우리가 섭취한 단백질이 간에서 아미노산과 암모니아로 분해하는 과정에서 생성됩니다. 요소는 콩팥 사구체에서 배설되는데 콩팥 기능이 제대로 작동하지 못하면 요소 수치가 올라 BUN 수치가 오를 수 있습니다.

크레아티닌(creatinine, 0.6~1.4): 크레아티닌은 주로 우리 몸 근육에서 생성되는 노폐물입니다. 혈중 요소 수치는 신장 기능 이외에 관여하는 요소들이 많은 반면, 크레아티닌은 신장을 통해서만 배설되기에 신장 기능 외 수치에 영향을 주는 요소가 거의 없어 신장 기능이 얼마나 잘 작동하고 있는지 체크하는 데 BUN보다 훨씬 더 좋은 지표가 됩니다. 근육에서 생성되는 노폐물인 까닭에 근육량이 많은 남자에게서 좀 더 높습니다. 그래서 여성의 정상 수치는 남자보다 좀 더 낮습니다.

사구체 여과율(GFR): 분당 사구체에서 걸러지는 혈액의 양을 나타냅니다. 정상적으로는 90ml/min 이상 나와야 합니다.

신장 기능과 관련된 주요 미네랄 수치도 참고해야 합니다.

칼륨(K, 3.5~5.5): 칼륨은 90% 이상 신장을 통해 배설되기에 신장 기능과 관계됩니다. 고칼륨 혈증은 심한 경우 심정지가 올 수도 있으므로 잘 살펴야 합니다.

간 기능과 관련된 검사

간은 기본적으로 분해, 합성, 배설 작용을 비롯해 우리 몸에서 너무나 다양한 기능을 합니다. 그런 까닭에 자연치유하면서 정상적 기능 여부는 해독 과정에서 간에 무리가 갈 수 있는 다양한 자연치유 요법과 치료를 하는 데 있어 반드시 체크하며 진행해야 합니다.

AST(SGOT~40)/ALT(SGPT~40): 간세포 내에 존재하는 효소들이어서 간세포가 파괴되면 혈액으로 흘러나와 간 손상 여부를 확인할 수 있는 수치들입니다. 다만 AST는 간세포 내에만 존재하는 것이 아니라 근육 등에도 존재하므로 운동을 너무 많이 하거나 근육에 문제가 있어도 올라갈 수 있는 반면, ALT는 간세포 내에만 존재하기에 ALT가 좀 더 간 기능을 확인하는 데 더 좋은 지표가 됩니다. 이 수치들은 간이 망가지는 속도계와 같습니다. 수치가 높을수록 간세포가 빠르게 망가지고 있다는 의미이기 때문입니다. 그래서 더 이상 망가질 간세포가 별로 없는 말기 간경화인 경우 수치들이 정상으로 나오기도 합니다.

그 외 참고할 검사 항목으로서 ALP(뼈 전이와도 관계있습니다), GGT, 알부민, 빌리루빈 수치 등을 살펴보시면 됩니다.

정기적인 피 검사를 통해 신장 기능과 간 기능이 정상 범위에서 안정적으로 유지되고 있다면 지금 하고 있는 식이요법이나 다양한 보조 치료 등을 걱정 없이 지속하셔도 좋습니다.

다음으로 자연치유함에 있어 매우 중요하고 그 방향성을 꼭 체크해야 할 수치들이 있습니다. 다음의 수치들은 정상 범위 안이라고 해서 만족하시면 안 됩니다. 정상 범위 안에 있다 하더라도 지속적인 노력을 통해 이상적인 수치에 이를 수 있도록 하셔야 합니다.

백혈구 분화 검사

면역을 담당하는 세포인 백혈구는 호중구, 림프구, 단핵구, 호산구, 호염구로 이루어져 있습니다. 이 백혈구의 구성비는 우리 몸 상태를 알 수 있는 매우 중요한 지표인데, 백혈구 분화 검사는 그 구성비를 나타내는 검사입니다. 병원에서는 감염과 관련되어 호중구 수치를 중시하지만 암 치유와 관련해서는 림프구 수치가 중요합니다. 림프구 수치는 암에 대한 면역 상태뿐 아니라 어느 정도 자율 신경 균형을 이루는지 보조적으로 알 수 있는 수치이기도 합니다. 백혈구 내 림프구의 이상적인 비율은 40%입니다.

C-반응성 단백(CRP)

우리 몸 조직에서 어떤 염증이나 괴사 등이 진행되는 동안 혈액 내에서 현저히 증가하는 성분입니다. 그래서 우리 몸의 염증 정도를 알 수 있는 대표적인 수치입니다. 염증이 있을 때는 적혈구가 빨리 가라앉기에 적혈구 침강 속도(ESR)를 보는 검사로도 알 수 있습니다.

현대병은 궁극적으로는 세포의 변질에서 생기는데 세포의 변질은 염증을 동반하기에 자연치유 노력의 효과를 보는 매우 중요한 지표가 될 수 있습니다. CRP는 0을 추구합니다.

당화 혈색소

혈당의 적분 개념으로 3개월 치 평균 혈당을 의미합니다. 혈당 피크는 인슐린 저항성 악화와 관계되고, 인슐린 저항성은 현대병의 뿌리 중 뿌리입니다. 이의 개선 여부는 혈당이 수시로 변하기 때문에 잘 유지되고 있는지 판단하기가 쉽지 않습니다. 그래서 3개월 평균 혈당인 당화 혈색소 수치를 통해 혈당이 어느 수준에서 유지되고 있는지 판단하는 좋은 지표가 됩니다. 다만 평균 개념이기 때문에 순간적인 고혈당이나 혈당 피크 여부를 확인하기 어렵다는 단점이 있어 보조적으로 가끔 식후 혈당을 확인해줄 필요가 있습니다. 당화 혈색소는 5.0을 추구합니다.

종양 표지자

자신이 진단받은 암종과 민감도가 높은 표지자가 있다면 계속 추적 관찰을 통해 지금 하고 있는 자연치유 노력의 효과를 판단할 자료가 될 수 있습니다. 종양 표지자는 절대 수치와 함께 추세가 중요하니 잘 살펴보시기 바랍니다.

뼈 때리는 이야기가 될지 모르지만 노파심에서 말씀드릴 게 하나 있습니다. 앞으로 피 검사 하면서 해당 항목들을 눈여겨보시겠죠? 그런데 만족스럽지 못한 결과를 받아 들고 걱정으로 밤새 잠도 못 이루고, 불안하여 치유에 전념하지 못할 뿐 아니라 낙담하여 지금 하는 노력마저 포기하는 분들도 많이 보아왔습니다.

우리가 자연치유하는 이유는 지금 내 몸이 완벽해서가 아닙니다. 암이라는 심각한 문제가 있기 때문에 자연치유를 하는 것입니다. 그런데 지금 내 몸이 정상 수치가 아니라 해서 치유 방향과는 정반대인 근심과 걱정, 이를 넘어 공포와 불안으로 시간을 채우면서 금쪽같은 시간들을 낭비한다면 참으로 안타까운 일이 아닐 수 없습니다.

검사 수치가 많이 안 좋다고 낙담하실 이유는 없습니다. 결과가 좀 안 좋게 나왔다고 '이미 버린 몸이다', '이번 생 포기하고 다음 생에 승부 걸자' 할 건 아니지 않습니까? 중요한 건 방향이지 현재 상태가 아닙니다.

어떤 검사든 그 목적은 이를 바탕으로 지금 자신의 상태를 개선하는 데 도움이 될 수 있도록 활용하기 위해서입니다. 그런데 마음의 근육인 내공이 종잇장처럼 얇고 갈대와 같아서 검사 결과 수치 하나하나가 마음속 폭풍이 되어 자신의 치병 리듬이 깨질 거라면 차라리 검사받지 않고 그냥 자신의 페이스대로 치병하면서 치유 청사진을 세우고 노력하는 것이 결과론적으로 더 나을지도 모릅니다.

암 환자는 극단적 이기주의가 되어야

누군가로부터 "당신은 이기적이야"라는 말을 듣는다면 기분 나쁠 겁니다. 그러나 암 환자는 극단적 이기주의자가 되어야 합니다.

암이 꼭 이런 분들만 걸리는 건 아니지만 많은 경우 내가 좀 손해 보더라도 가족이나 남을 배려하고 피해 끼치지 않기 위해 노력하며 각자의 위치나 영역에서 열심히 성실하게 살아온 분들입니다. 성실함과 배려는 사회적으로 봤을 때 커다란 미덕이겠지만 건강적 측면에서 봤을 때 어쩌면 성실함은 과로와 긴장된 생활의 다른 표현일 경우가 많습니다. 과로와 긴장된 생활은 우리 몸의 건강성과 면역력을 훼손함으로써 암 발병의 기본 바탕이 됩니다.

그런 측면에서 암 환자가 극단적 이기주의자가 되어야 하는 이유와 그 의미는 여러 가지가 있습니다.

첫째, 치병 측면에서 암 환자에게 정신적·육체적 휴식과 건강성 회복 과정은 필수이기 때문입니다.

누구나 사회와 가정에서 각자의 역할이 있습니다. 그리고 그 역할에 충실하며 살아갑니다. 암이라는 병은 나의 삶 안에서 온 것이고, 사회와 가정에서 나의 역할은 내 삶에서 중요한 영역입니다. 암이라는 병은 그 안에서 온 것이기에 죽음의 경계선을 넘나드는 암 환자가 된 지금은 이런 역할이든 부담이든 다 벗어던져야 합니다.

엄마로서의 역할, 아내로서의 역할, 자식으로서의 역할, 남편으로서의 역할 다 벗어던지고 치병에만 전념하셔야 합니다. 성실하게 살아온 한 사람으로 엄마로서의 역할, 아내로서의 역할, 자식으로서의 역할, 남편으로서의 역할을 벗어던지고 치병에만 집중하는 것이 가족들에게 미안할 수도 있고, 암 환자이지만 자신의 자리를 지켜야 한다는 의무감도 있을 겁니다.

그러나 암 환자인 지금 엄마로서의 역할, 아내로서의 역할, 자식으로서의 역할, 남편으로서의 역할에 충실하는 것이 진정 가족을 위한 것일까요? 지금 자신의 자리에 충실하고자 하는 노력이 치병에 집중하지 못함을 나타내는 것이라면 예를 들어 아이가 커가면서 중학교, 고등학교, 대학교에 진학하고 이후에는 결혼도 하겠죠? 암은 목숨이 달린 문제이고 그때 엄마로서, 아빠로서의 자리가 비어 있는 결과로 나타난다면 과연 어느 선택이 바람직할까요?

치병하는 과정에서 자신의 자리에 충실하지 못하는 것에 대해 가족들에게 견디기 힘든 미안함이 있다면 하나하나 다 달아놓으세요. 그리고 나중에 온전히 치유되시면 자발적으로 이자 제한법도 넘어서는 고리 이자 붙여서 갚으면 됩니다. 그럼 서로 좋은 거 아닐까요?

나 자신의 치유의 가장 큰 혜택은 나의 가족이 누리게 될 것입니다. 그래서 암 환자가 극단적 이기주의자가 되는 것은 극단적 이타주의의 다른 표현이 됩니다. 아이와 가족, 주변 지인을 위하는 진정한 길이 무엇인지 잘 생각해보셔야 합니다.

둘째, 의무감에서 벗어나야 하기 때문입니다.

상담하다 보면 많은 분들이 이렇게 말합니다.

"전 어린아이들이 있어서 꼭 살아야 합니다."

"전 부모님이 계셔서 꼭 살아야 합니다."

자연치유는 우리 몸의 치유력을 극대화하는 과정이고, 의무감과 부담감은 치유를 방해하고 암을 가져온 중요 기제이기도 한데 살아야 하는 것조차 어떤 목적을 위한 의무감 때문이라면 아무리 좋은 걸 해준들 내 몸의 치유력이 춤추듯 하늘로 날아오를 수 있을까요?

가족을 위해서도 나는 치유되어야 합니다. 하지만 이것은 자극제가 되는 동기여야 하지 의무인 목적이 되어서는 안 됩니다. 아이를 위해 내가 살아야 하는 것이 아니라 내가 살아서 아이들 커가는 모습 보며, 아이들과 즐거운 시간 보내며 행복 느끼고 보람 느끼기 위해 나는 살아야 하는 것입니다.

그게 아니더라도 누구나 생명이 붙어 있는 존재는 당위적으로 살아야 합니다. 내가 살아야 하는 것에 이유 따위는 필요 없습니다. 어떤 이유도 목적도 없습니다. 누구 때문에 살아야 하는 것도 아닙니다. 생명은 당위적인 것입니다. 이것이 이기적이라면 적극적으로 극단적 이기주의자가 되어야 합니다. 내가 살아야 가족을 포함해 그 누구도 존재하고 의미 있습니다.

셋째, 암 환자의 자연치유(전업치병)는 주변의 전폭적인 지원이 필수이기 때문입니다.

제가 오대산에서 치병할 때 친구들에게 종종 전화가 옵니다.

"괜찮냐? 산속에서 심심해서 혼자 어떻게 지내냐?"

"내가 여기 놀러 왔냐? 심심하게. 야~ 나 할 것 많아 바빠! 다음에 전화해."

주로 이런 식이죠.

아마도 친구들은 죽을병 걸려 누워서 천장 보고 죽는 생각만 하며 보내는 처량한 신세로 저를 이해했을 테죠.

자연치유를 전혀 모르는 환우분이나 민간요법 차원의 실천을 자연치유로 오해하는 분들 대부분은 약이나 기타 몇 가지 챙겨 먹는 것이 치병의 전부로 여기겠지만 총체적인 자연치유 개념과 틀,

세부 사항 등을 이해하신다면 하루 24시간이 모자람을 알게 되실 겁니다.

저의 경우 제가 치병할 체계를 세우고 가족들의 도움과 지원을 받으면서 부모님, 형제, 아내에게 각각 역할과 임무를 주었습니다. 물론 주체는 저 자신이지만 가족과 주변의 적극적인 도움을 받아가며 치병에 임했습니다. 제 자신이 주체가 되기에 가족들에게 저에게 필요한 각각의 역할과 임무를 줄 수 있습니다. 스스로 객체가 되어 가족의 지원과 도움을 기다린다면 그 자체로 잘못된 치병입니다.

제대로 된 치병을 위해서는 자신의 역할에서 벗어나 적극적으로 가족의 도움을 받아야 합니다. 암은 말기가 되어서야 증상이 나타나는 경우가 많은데 겉으로 멀쩡해 보이니 가끔 암 환자임에도 가족들 밥 차려주느라 자신의 끼니도 제대로 챙겨 먹지 못하는 경우를 종종 보게 됩니다. 정말 말도 안 되는 상황입니다. 가족이 자연치유에 대한 이해, 치병에 대한 이해가 없다면 잘 주지시키고 인지시키고 이해시키고 역할을 부여하여 좋은 치병 여건을 조성하는 것 역시 환자 스스로 해야 하는 영역입니다.

기존의 자기 역할과 의무에서 벗어나 자신이 극단적 이기주의자가 되어 스스로의 치병 환경과 조건을 조성해나가야 합니다. 짧게는 가족의 희생이 따르겠지만 이것이야말로 진정 자신과 가족을 위한 선택이 될 것입니다.

수술해서 암 없앴는데 가족들이 이런 건강성 회복 과정이 필요한 이유를 모른다면 잘 설명하고 가족분들의 이해와 지원을 받아야 합니다.

자신은 근면 성실해야 하고 자신의 역할에 충실해야 한다는 의무감에 혹은 주변 사람들의 눈치 보면서 치병은 뒷전인 분을 많이 봅니다.

암 환자는 극단적 이기주의자가 되어야 합니다. 역할과 의무에서 벗어나 자신의 치병, 건강성 회복에 방해되는 것은 모두 배제해야 합니다. 그것이 파괴적인 기존 삶에서 벗어나 건강성 회복에 집중하라는 암의 진정한 의미입니다. 그것이 가장 빠른 일상으로 복귀하는 길이고, 건강을 되찾아 원래 자신의 역할과 의무에 충실해질 수 있는 길이기 때문입니다.

그래서 암 환자가 극단적 이기주의자(전업치병을 위한 최선의 길)가 되는 것은, 길게 보았을 때 극단적 이타주의자(가족을 위한 최선의 길)가 되는 길이기도 합니다.

완벽한 암 치료제가 나오면
자연치유는 쓰레기통으로?

현대 의학은 암의 치료에서 표면적으로는 눈부신 발전을 이루고 있는 듯합니다. 수술 기법과 기술은 말할 것도 없거니와 일반적인 방사선 치료부터 암세포만 정확히 타격하는 꿈의 치료라 불리는 양성자 기술까지 나날이 발전하고 있고, 항암제는 아군 적군 가리지 않고 무차별 살상하는 제1세대 세포 독성 항암에서 시작해 표적 항암제를 거쳐 지금은 제3세대 항암제인 면역 항암제까지 나오고 있는 상황입니다.

그러나 암의 치료에서 현대 의학이 이처럼 눈부신 발전을 하고 있다곤 하지만 실제 암 투병을 하고 있는 환자들이 피부로 느끼는 암 치료 효과는 우리의 기대와는 그 갭이 너무도 크다는 걸 느끼실 겁니다. 그래서 암 진단을 받고 투병하고 있는 암 환자분들은 현대 의학이 더 빨리 발전해 지금 내가 혹은 나의 가족이 앓고 있는 암이라는 질병에서 빨리 구해주길 손꼽아 기다리고 계실 겁니다. 저 역시 암 진단을 받은 직후 의료 쪽을 잘 아는 주변 지인으로부터 무수히 많은 신약들이 나오고 있다면서 열심히 치료받다 보면 완벽한 혁신적 신약이 나올 터이니 그때까지 열심히 치료받으라는 조언을 들었습니다.

이후 저는 현대 의학적 치료의 의미와 한계를 알게 되었습니다. 그래서 혼신의 힘을 다해 자연치유 노력을 했고 이를 통해 치유를 이루었지만 지금도 현대 의학이 더욱 빠르게 발전해 완벽한 암 치료제가 나오길 기대하고 있습니다.

그런데 만약에 누구나 바라는 완벽한 혁신적 암 치료제가 나오면 제가 이야기하는 자연치유는 쓰레기통으로 직행해야 할까요? 완벽한 혁신적 암 치료제가 현실적이냐 아니냐를 떠나 아마도 지금 자연치유 노력을 하고 계시는 많은 암 환자분들께서도 완벽한 암 치료제가 나오면 제가 이야기하고 있는 자연치유는 쓰레기통에 갖다 버리고 다들 그 치료제를 통해 암을 치료하실 것입니다. 그리고 암에서 벗어나고 죽음의 그늘에서 벗어나게 될 것입니다. 생각만 해도 정말 축복된 일입니다.

하지만 이런 바람과는 별개로 이런 일이 사실 불가능함을 저는 잘 압니다. 미국의 존경받는 100대 의사에 여러 차례 꼽힌, 암 분야의 세계적 석학인 김의신 박사님의 말씀에 따르면, 암을 많이 공부한 과학자들 사이에서는 이미 결론을 내렸다고 합니다. "암은 현대 의학적으로 언제 정복될지를 모른다가 아니라 영원히 정복

불가능하다.”(저는 암을 잉태한 환자는 배제한 채 암세포를 쫓아다니며 죽이는 방식으로 암에 접근하는 방식 자체가 시작부터 잘못됐고 근본적인 한계를 가지고 있다 생각합니다.)

이런 예상이 틀릴 수 있고 예상이 빗나가 완벽한 암 치료제가 나온다 해도 근본적인 문제(원인) 해결은 되지 않음을 너무나 잘 알고 있습니다. 지금 현재, 현대 의학적으로 가장 완벽한 암 치료 방법이자 확실한 효과가 있는 방법은 수술입니다. 암 기수 초기인 경우에는 수술을 통해 완벽한 암 제거가 가능합니다. 하지만 수술을 통해 완벽하게 암을 제거하고 의사로부터 완전히 치료되었다는 확인을 받았다 하더라도 그 환자가 암으로부터 자유롭지 않음을 저는 너무 많이 봐왔습니다. 과거의 생각 습관과 생활 습관이 이어진다면 얼마 가지 않아 온몸에 다발성으로 재발하는 것을 보게 됩니다. 어찌 보면 너무나 당연한 귀결입니다. 암은 결과일 뿐 원인이 아니기에 아무리 완벽하게 제거한다 하더라도 암으로부터 자유로울 수 없는 것입니다.

저의 예상이 빗나가 전이된 암세포도 생기는 족족 제거하는 기술이 나온다면 인류는 암에서 해방되고 암으로 죽지 않는 시대가 올 수도 있습니다. 그러나 분명한 건 암이라는 질병에서 벗어났다 해서 건강해지는 건 아니라는 사실입니다. 질병의 치료가 건강을 담보하진 않습니다. 병원에서 온갖 검사를 해도 아무 이상이 없지만 몸이 아프고 불편해 불면의 밤을 지내시는 분이 얼마나 많습니까? 암이 완벽하게 치료되었다 하더라도 암세포를 잉태한 원인은 그대로 있기에 세포가 살기 힘든 환경, 즉 그 원인들 때문에 세포의 기능 이상, 변질은 계속될 것이고 건강성 상실이란 측면에선 별다른 변화가 없을 것입니다.

단순한 의학의 발전을 통한 질병의 치료는 진단되는 병은 없지만 각종 불편한 증상과 통증 속에 병원에서 주삿바늘에 의지하며 장수하는, 즉 반건강 속에 연명하는 그 이상의 의미는 아닐 수도 있을 것입니다. 제가 자연치유를 하는 근본 이유는 단순히 질병에서 벗어나는 것, 치료가 아닙니다(목표가 아니라는 것도 아니고, 중요하지 않다는 것도 아닙니다. 궁극적인 목적이 아니라는 의미입니다). 우리가 건강해지려는 이유는 건강 그 자체가 목적이어서가 아닙니다. 건강해야 내가 원하는 일에 집중할 수 있고 자아실현이 가능하기 때문입니다. 온전한 우리 몸 본연의 건강성을 회복해 삶의 일상과 행복을 누리며 사는 것이 자연치유의 궁극적 목적입니다. 완벽한 암 치료제가 나온다 해도 결코 이를 가능하게 해주지는 못합니다. 오직 제대로 된 자연치유 노력만으로 가능합니다. 완벽한 암 치료제가 나온다 해도 자연치유 노력의 가치는 변하지 않습니다. 자연치유의 가치는 단순히 질병의 치유를 넘어 온전한 건강성 회복에 있기 때문입니다.

병원에서 병의 증상이나 치료는 가능할지 몰라도 암의 예방, 재발 방지 및 병의 원인을 제거하고 건강성을 회복하는 일은 불가능합니다. 병의 원인 제거와 건강성 회복은 환자 자신이 해야 하는 것이지 병원이나 의사가 대신 해주는 것이 아닙니다. 병원에서 생긴 암을 없앨 수는 있지만 생길 암까지 없앨 수는 없기 때문입니다. 그렇기에 완벽한 암 치료법이 나오길 기대하는 것과는 별개로 내가 해야 할 일이 있는 것입니다. 어차피 내가 완벽한 암 치료법이 나오길 고대하며 물 한 사발 떠놓고 매일매일 기도드린다고 안 나올 치료법이 나오지 않습니다. 왜냐하면 그건 암을 앓고 있는 우리의 몫이 아니라 암을 연구하는 과학자들의 몫이기 때문입니다. 질병(증상)의 치료(암의 경우 암 덩어리를 제거하는 것)는 병원에서 할 수 있지만 그 원인을 제거하는 일은 병원이 아닌 내가 하는 것이고 나의 몫이기 때문입니다.

병의 근본 원인을 제거하는 자연치유 노력을 통해 얼마든지 암의 근본 치유가 가능합니다. 즉 암의 원인을 제거해 암을 예방하고 건강성을 찾게 하는 건 과학자의 몫이 아니라 나 자신의 몫입니다. 내가 해야 할 일은 도외시한 채 매일 새로운 완벽한 암 치료법만 나오길 학수고대하는 것은 바람직하지도 않을뿐더러 의미 있는 일도 아닙니다. 그러므로 완벽한 암 치료법은 암 과학자들에게 맡기고 우리는 암의 원인과 건강성 회복을 위한 전방위적 노력을 해야 합니다. 나의 노력만으로도 완벽하게 암의 질곡에서 벗어 날 수 있음을 알고 완벽한 암 치료법이 나오길 기대하는 것과 별 개로 열심히 자연치유 노력을 해야 하는 것입니다.

자연치유 노력을 통해 현대 의학적 도움 없이도 암이 치유 가능 함은 물론 오히려 삶의 질적인 측면에서 이전보다 더 건강해지는 건 당연합니다. 그럼에도 완벽한 암 치료제가 나오길 바라는 진짜 의미는 암 환자에게 죽음에까지 이르는 시간을 벌어주어 자연치 유를 공부하고 이해하고 받아들여 실천함으로써 암의 원인을 근 본적으로 없애는 데 시간적 도움을 주고, 이를 통해 암은 곧 죽음 이라는 잘못된 관념에서 탈피하게 해 자연치유 노력의 효과가 발 현됨에 큰 도움을 주는 데 있는 것입니다. 암을 제거하는 완벽한 치료법이 우리를 암에서 벗어나게 해주고 완벽한 건강적 자유를 주지는 못합니다.

재발 등의 암에서 완전히 벗어나는 진정한 자유는 최첨단 암 치 료법이 아닌 자연치유 노력을 통해 내 몸의 완벽함을 다시 발현시 켜 진정한 건강성을 회복할 때만 가능하다는 사실을 우리 모두 알 아야 합니다. 이러한 자연치유의 진정한 의미를 알 때 좌고우면, 이런 거 한다고 암이 나을까 하는 불안과 불신에서 벗어나 암을 극복하기 위해 잠시 하는 노력에 그치지 않는 기존의 생각 습관과 생활 습관을 바꾸는 근본적인 변화가 가능할 것입니다.

가장 바라는 일은 자연치유가 기본 요법으로 받아들여지고 동시에 혁신적인 암 치료법이 빨리 나와서 자연치유를 자기화하는 시간이 주어져 암은 곧 죽음이 아닌 죽는 병도 죽을병도 아니라는 사실이 새로운 관념으로 받아들여지는 것입니다.

고치지 못한 습관이 있을 뿐 불치병은 없다

손안에 전 세계 모든 지식을 가지고 다니는 요즘 시대에 자연치유를 어떻게 해야 할지 정보가 없고 지식이 없어서 치유 노력 못하는 건 아닐 것입니다. 무엇을 왜 해야 하는지에 대한 이해와 확신이 없어서 못 하는 것이죠.

오히려 너무 넘치는 정보의 바다에 빠져 익사할 지경입니다. 구체적 방법론은 잘 아는 사람의 코칭을 받아도 되고, 제 블로그와 카페의 치유기들만 찾아봐도 금방 알 수 있습니다.

하지만 무엇보다 중요한 건 이러한 자연치유 노력을 통해 당연히 치유될 수 있다는 생각과 확신입니다. 그것이 제가 말하는 치유 청사진(방법론×치유 이룸에 대한 확신)이 수립된 상태를 뜻합니다. 구체적 방법론도 중요하지만 구하기 쉽기에, 더 중요한 것은 쉽게 얻기 힘든 치유 이룸에 대한 확신과 자신감일 것입니다.

제가 이 책을 통해 암 환우분들에게 드리고자 하는 궁극적 메시지는 얼마든지 치유될 수 있다는 자신감입니다. 다만 '근자감(근거 없는 자신감)'에 그쳐서는 아무 의미가 없습니다. 실질적인 치유책에 대한 실천 없이 낫겠다는 건 만용이니까요

우리 몸이 덩어리진 암도 녹여버릴 암에 대한 완벽한 방어 체계를 가지고 있음을 이해하는 것이 제대로 된 자연치유의 출발이자 전제가 됩니다. 다만 이런 완벽함은 엄격한 치유 조건들이 충족된 상태에서 발휘됩니다. 따라서 그러한 치유 조건들을 충족시키는 철저한 노력과 함께 얼마든지 치유될 수 있음을 인지, 인식한 뒤에 한다면 가장 빠른 회복과 온전한 치유를 가져오는 길임을 수많은 치유 사례를 통해 확인할 수 있을 것입니다.

제가 말기 암을 자연치유로 극복했다는 사실 하나만으로도 암을 치료 중인 환자들의 관심은 지대할 수밖에 없습니다. 뭔가 세상에 알려지지 않은 치유의 비밀을 가진 '특별한' 존재로 저를 바라보게 될 것입니다. 그러나 저의 치유기가 사람들에게 '주마니아가 했던 것 따라 하면 암을 고친다'는 식으로 전해지기를 바라지는 않습니다. 방법론적으로 저는 저에게 맞는 치병을 한 것일 뿐입니다. 이것이 모든 암 치유의 모델이 될 수도 없을뿐더러 또 하나의 맹목적인 추종 대상, 곧 암을 고치는 우상이 되어서는 안 되기 때문입니다.

제가 자연치유를 매개로 소통하는 창구는 주로 주마니아 강의와 블로그 및 카페입니다. 각각의 특성에 맞게 집중적인 학습 모

드가 되기도 하고, 정서적 교감의 통로로 삼기도 합니다. 뭐가 됐든 이 모든 활동의 목적은 하나입니다. 암으로 고통스럽게 치병 중인 환자들에게 자연치유의 논리적 체계를 세워주고, 이를 실현해가는 다양한 방법론을 가장 효과적인 방법으로 공유하는 것입니다.

때로는 하루 온 종일, 열 시간 이상 풀타임으로 이어지는 강의는 사실 암 환자들이 감당하기엔 버거운 강행군입니다. 그래도 참가자들은 매번 메모까지 해가면서 집중해 듣고, 궁금한 내용을 질문으로 쏟아냅니다. 그런 열기를 볼 때마다 저는 '강의장에 모인 이 눈빛들이야말로 기적이구나!' 하는 걸 느낍니다.

물론 한두 번의 강의를 듣는다고 사람들의 머릿속에 자연치유에 대한 치유 청사진이 선명히 그려질 것이라고 기대하기는 어렵지만, 최소한 자연치유에 대한 어떤 확신과 희망, 나도 기적과 같이 나을 수 있다는 설렘 정도는 남을 것이라 믿습니다. 나아가 암은 곧 죽음이라는 지금까지의 관념이 잘못된 것임을 알게 될 것입니다. 또한 '나는 암이라는 병에 걸렸고, 병을 고치는 사람은 의사니까 나는 가만히 있으면 의사가 알아서 고쳐줄 것'이라는 기존의 생각에서 암화된 내 몸을 바꾸기 위해 나의 선택과 노력이 필요하고 그 선택과 노력이 암을 치유함에 있어 핵심이라는 메시지가 남는다면, 제 강의의 목적은 충분히 달성하는 것이라 생각합니다. 그런 분들은 강의가 끝나 각자의 자리에 돌아간 뒤 부단히 자신의 생각 습관과 생활 습관을 바꾸기 위해 정보를 찾고 노력하게 될 것입니다. 그것이야말로 치유를 이루는 원동력이 될 것입니다. 이것이 제가 매번 강의를 하면서 바라는 것들입니다.

글과 강의를 통해 지식과 정보를 전달하는 것까지는 쉬울 수 있지만, 누군가의 생각을 바꾼다는 건 결코 쉽지 않은 일입니다. 그러나 자연치유에 있어서는 생각을 바꾸는 것이야말로 무엇보다 중요한 출발점이 될 수 있습니다. 강의를 하면서도 참가자들의 마음과 의지 속에 들어가 꽂히는 핵심을 최대한 전하고자 애를 쓰는 것도 그런 이유에서입니다.

결국 치유를 결정짓는 것은 얼마나 완벽하고 좋은 방법론을 실천하느냐가 아니라, 자연치유라는 개념과 본질을 얼마나 내재화한 사람이 되느냐에 달려 있습니다. 즉 방법론이 핵심이 아니라(방법론들이 중요치 않다는 이야기는 절대 아닙니다), 방법론을 실천하는 사람이 핵심인 것입니다. 히포크라테스도 말하지 않았던가요. "불치병은 없다. 다만 고치지 못하는 습관이 있을 뿐이다(구제 불능인 사람이 있을 뿐이다)"라고요.

절망적인 상황에 낙담하고 있는 당신에게

전 한창 배우는 아이들은 자신이 원하는 무엇이든 될 수 있는 잠재력이 있다고 믿습니다. 마찬가지로 저는 암 환우분 누구에게도 치유 잠재력이 있다고 확신합니다. 다만 어떤 노력과 조건이 충족될 때를 전제로 하는 것이지, 어떤 아이가 아무 노력도 안 하는데 저절로 자신의 잠재력이 발현되지는 않을 것입니다. 마찬가지로 암이 암종, 병기에 관계없이 스스로 치유할 수 있다는 뜻이 어떤 암 환자가 암은 죽음이라 확신하며 이전 삶의 방식을 그대로 답습하는데 저절로 낫는다는 뜻은 아닙니다.

법언 중에 "권리 위에 잠자는 자 보호받지 못한다"라는 격언이 있습니다. 그리고 또 "하늘은 스스로 돕는 자를 돕는다"라고 하며, 의학의 아버지로 칭송받는 히포크라테스는 "불치병은 없다. 다만 구제 불능인 사람이 있을 뿐이다"라는 격언을 남겼습니다.

저는 이 말이 다 본질적 의미는 같다고 생각합니다. 어떤 능력, 가능성, 권리가 있지만 그것은 당사자 스스로가 적극적으로 구현,

발현하려고 할 때 가능하지, "귀찮아 나 몰랑~" 하고 있는데 누군가 와서 권리를 찾아주거나 대신해주거나 낫게 해주는 건 아니기 때문입니다.

그렇다면 어떤 권리를 보호받거나 어떤 목표를 이루거나 치유를 원한다면 이를 이루기 위한 첫 단계는 무엇일까요? 인식, 인지가 출발점이 될 것입니다(치유에 대한 인식, 인지 그 자체가 매우 강력한 치유제입니다).

나에게 어떤 권리가 있지만 당사자 스스로 자신에게 이런 권리가 있다는 사실 자체를 모른다면 그 권리를 찾고자 하는 노력 자체를 할 수 없기에 있으나 마나 한 권리가 되겠죠. 자신에게 상속받을 권리가 있지만 당사자 스스로는 그런 상속 권리가 있다는 사실 자체를 몰라 이 권리를 행사하지 않을 때(인식, 인지의 부재) 법원이나 어떤 국가 기관이 당신 몫이라며 굳이 찾아서 갖다주지는 않을 겁니다.

지금 현재 암을 진단받아 절망적인 상황에 낙담하고 계신 분들의 마음을 저는 충분히 이해하고 공감하고 헤아립니다.

왜냐하면 저 역시 그랬으니까요. 시한부 말기 암을 진단받고 극심한 통증 속에 하루 종일 누워서 천장을 바라보고 있노라면 그저 죽는 생각밖에 나지 않았습니다. 하지만 충분히 이해되고 공감된다 해서 이것이 당연하고 바람직하다는 의미는 절대 아닙니다.

이런 무기력과 절망과 공포, 낙담은 가급적 하루 이틀 혹은 일 주일, 적어도 한 달 안에 벗어나야 합니다(시간이 많지 않기 때문입니다). 만약 어떤 환우분이 치유를 원하지만 개선할 노력은 않고 절망과 낙담만 하고 있다면 그 이유는 무엇일까요? 앞서 말씀드린 치유에 대한 인식, 인지의 부재, 즉 모르기 때문입니다. 우리 몸이 질병에 대해 얼마나 완벽한 시스템을 갖추고 있는지, 그 완벽함을 가져올 우리 몸의 치유 조건은 무엇인지, 치유 조건들은 어떤 방법들로 충족할 수 있는지, 그런 노력을 통해 우리 몸의 치유 조건들이 충족되면 얼마나 빠르게 치유가 이루어지는지, 정말로 그런 회복력과 치유력이 우리 몸에 존재하는지 모르기 때문에 이런 노력을 할 생각조차 못 하는 것입니다.

최우선적으로 지금 이런 상황에 있는 분들에게 가장 필요한 것은 '치유될 수 있다는, 치유 가능하다는 희망'입니다. 희망을 가질 때에야 우리 몸에서 절망할 땐 나오지 않던 에너지가 나옵니다. 그 에너지로 우리 몸의 치유 조건은 무엇인지, 치유 조건들은 어떤 방법들로 충족할 수 있는지, 정말로 그런 노력을 통해 우리 몸의 치유 조건들이 충족되었을 때 치유는 매우 빠르게 이루어지는지, 그런 회복력과 치유력이 우리 몸에 존재하는지에 대해 이해하고 알게 되면 당연히 이러한 노력과 과정을 통해 나을 수 있겠구나 하는 '치유에 대한 인식, 인지를 넘어 확신'을 가지게 됩니다(이 과정이 자연치유를 이해하는 과정이자 제가 제일 강조하는 치유 청사진이 수립된 상황입니다).

이후 어떤 노력의 과정을 통해 치유될 수 있다는 확신을 가질 때 그 누가 뜯어말려도 실천하게 되어 있습니다. 나는 살아야 하고 그 과정의 노력을 통해 치유될 수 있음을 아는데 어찌 안 할 수 있을까요? 이 단계가 되면 실천은 노력이 아니라 저절로 실천하게 되는 습관의 단계가 되고 심리적으로는 안도와 보람, 만족감으로 채워집니다. 치유 청사진이 없는 자연치유 노력은 하기 싫은, 쌓여 있는 숙제이자 노력의 대상이고 부담과 짜증, 불만의 대상이 되고 이 상황에서는 효과가 없기에 불안, 공포로 귀결됩니다. 이런 감정 상태는 우리 몸의 치유 시스템이 기본적으로 작동하기 힘들게 만들어 원리적으로 그 노력의 효과를 보기 어렵고 따라서 치유되기 어려운 것입니다(자율 신경 불균형 상태).

주마니아 자연 치유 카페 대문에는 작은 글씨로 "말기, 포기 암에 희망을……"이라고 적혀 있습니다. 그것은 이 카페가 존재하는 기본적인 목적이고, 제가 활동하는 강의와 모임 등 활동의 궁극적 목적은 치유 청사진 수립의 밑그림 제공입니다. 이를 통해 치유의 가능성을 넘어 확신을 드리고자 하는 것입니다.

4기 암, 재발 암, 시한부 선고의 절망과 낙담 속에 계신 분들에게 진언드리고 싶습니다. 지금의 마음, 심리, 기분, 감정은 충분히 이해하고 공감합니다.

그런데 이러한 상황의 기본 전제 조건인 "암은 죽는 병이고 벗어날 수도 헤어나올 수도 없다"라는 관념과 믿음은 진실이 아닙니다. 제가 진실이 아니라고 주장하니 믿어달라는 뜻이 아닙니다. 숱한 치유 사례와 치유자들의 증언을 수없이 접하고 들어보고 희망을 갖기 바라며 그 희망의 에너지로 자연치유에 대한 개념, 체계, 이론, 논리, 구체적 방법 등을 알아보시기 바랍니다. 이후 진실이 무언지 스스로 판단해보시길 바랍니다.

나의 하나뿐인 소중한 목숨과 가족의 행복이 달린 문제에 이조차도 귀찮다면 드릴 말씀이 없습니다. 암은 곧 죽음이라고 철석같이 믿고 그에 부합한 무언가 하시든가 마시든가 하시겠죠.

암종, 병기, 발병 부위와 관계없이 암 등 세포 변질이 원인이 되는 모든 현대병이 치유 청사진 수립하에 제대로 된 자연치유 노력을 통해 치유 가능함의 근거와 체계, 논리, 이론, 사례 등은 얼마든지 이해되고 설득될 만큼 존재합니다. 접하기도 어렵지 않고 찾기도 어렵지 않습니다.

부정적인 사고방식을 가진 분들은 이렇게 말씀하실 수도 있습니다. "그렇게 한다고 다 낫나요? 병원에서 하지 말라고 하던데 안 나으면 어떡하죠? 보장할 수 있나요?" 등등. 자연치유는 건강해지려는 노력이며 그 과정에서 암 등의 질병이 치유되는 것입니다. 또한 현대 의학은 배제의 대상도 아니고, 양자택일의 영역도 아닙니다. 건강한 사람도 더욱 건강해지려고 이런저런 노력을 다 하는데, 하물며 암 환자에게 건강해지려는 노력은 따질 영역이 아닌 당위론적으로 해야 하는 영역이기에 질문 자체에 어폐가 있습니다.

앞서 말씀드린 선인들의 지혜가 담긴 격언으로 답을 드리고 싶습니다.

- "콩 심은 데 콩 나고 팥 심은 데 팥 난다." (민간요법으로 딱 민간요법의 효과가 있을 뿐, 치유 현상은 일어나지 않는다. 제대로 된 자연치유를 통해서만 치유 현상이 일어난다.)
- "권리 위에 잠자는 자 보호받지 못한다." (우리 몸에는 덩어리진 암도 녹여버릴 완벽함이 있지만 저절도 이루어지는 건 아니다.)
- "하늘은 스스로 돕는 자를 돕는다." (본인 일에 스스로 나태한데 결과가 좋을 수 없고 주변에서도 돕지 않는다. 본인이 스스로 주체가 되어 노력할 때 최선의 결과가 나오고 주변에서도 도와줄 뿐 아니라 기회도 온다.)
- "불치병은 없다. 다만 구제 불능인 사람이 있을 뿐이다." (우리 몸은 완벽하다. 다만 그 조건이 있는데 치유 적합적 생각 습관과 생활 습관으로 충족되어야 발현된다.)

결과가 담보돼야만 시도한다면 에디슨은 어떻게 숱한 실패가 전제되는 수많은 것들을 발명할 수 있었을까요? 그리고 이 세상이 발전하고 나아질 수 있었을까요? 다른 거 다 떠나 참으로 재미없는 세상일 것 같습니다.

암이라는 병은 치유 가능하면서도 나의 목숨(생명)과 직결된 문제입니다. 목숨은 나의 존재 자체와 관계된 일이기에 선택의 문제가 될 수 없습니다. 지금의 절망적인 상황이 보여주는 유일한 의미는 더 최선을 다해야 한다는 당위성 그 이상의 의미는 없다고 생각합니다(왜냐하면 목숨은 선택의 대상이 아니고, 암은 죽는 병도 죽을 병도 아닌 얼마든지 제대로 된 자연치유 노력으로 치유 가능한 병이기에).

암 환우 여러분, 낙담과 좌절 그리고 좌고우면하며 시간과 돈 등 치유를 이룰 소중한 자원들을 엉뚱한 데 흩뿌리지 마시고 나의 목숨이 소중하고 진정 치유를 바라신다면 치유 청사진 수립과 실천에 집중하셔서 최대한 빠른 시간 안에 치유 이루시길 바랍니다.

자연치유 시스템 구축을 희망하며

2012년 3월, 3개월 동안 끙끙 앓다 걸음도 떼지 못할 상태가 되어서야 전신 전이 시한부 말기 신장암을 진단받고 가장 먼저 든 생각은 '끝났다! 너무 늦었구나'였습니다. 영락없이 곧 죽는다고 생각했습니다.

하지만 저는 절망하지 않고 치유를 꿈꾸면서 제대로 된 자연치유를 이해하고 실천하게 되었습니다. 제가 암을 진단받은 지 5년 지난 2017년 3월경 산정특례 종료 안내문이 왔습니다. 다시 5년이 지나고 이제는 어떤 안내문도 오지 않지만 이렇게 암을 진단받은 지 10년이 되었습니다. 암과의 강렬한 첫 만남부터 지난 시간을 되돌아봅니다.

2012년 다발성으로 전이된 시한부 말기 신장암을 진단받은 뒤 병원에선 제가 원하는 치유가 불가능하다는 사실을 알고 대형 병원 의사도 포기한 상황에서 이 세상에 믿을 건 의사도 그 누구도 아닌, 나를 살릴 사람은 나밖에 없다는 생각으로 자연치유에 대해 공부했습니다.

암 관련 공부에 있어 절박함은 최고의 자극제이자 선생님이었습니다. 민간요법에 제 목숨을 맡길 수 없었기에 치유 현상의 발현 메커니즘에 대해, 그리고 치유 메커니즘이 발현할 수 있는 우리 몸의 치유 조건들에 대해, 그 치유 조건들을 충족시킬 방법론들에 대해, 그리고 이것들을 나의 하루에 어떻게 녹여내 현실에 구현할지에 대해, 즉 제대로 된 자연치유에 대해 어차피 낫지 못하면 죽음이니 말 그대로 목숨 걸고 정말 열심히 공부했습니다.

이 모든 것이 어느 정도 체계가 잡히고 정리되자 제가 그동안 누누이 말씀드린 대로 암은 암종, 병기, 발생 부위에 상관없이 죽는 병도 죽을병도 아님을 알았습니다. 암은 우리에게 주는 경고이자 그동안 잘못된 생각 습관과 생활 습관을 개선하라는 옐로카드입니다. 그 의미를 바로 알고 암이 주는 죽음의 공포에서 벗어나 자신의 몸 상태에 따라 최소한의 치료와 함께 정확하고 바른 방법으로 잘못된 생각 습관과 생활 습관을 개선해나간다면 암은 당연히 치유됨을 알게 되었습니다.

이런 이해와 자각을 통해 저는 누워서 고개조차 돌리지 못하는 고통 속에서도 암의 공포로부터 벗어날 수 있었고 치유 청사진 수립하에 제 몸의 치유 조건을 충족하는 자연치유 노력을 통해 8개월 만에 직장에 복직할 수 있을 만큼 빠르게 치유되었고 10년이 지난 지금은 이전보다 더 건강한 삶을 살아가고 있습니다.

현대 의학적으로 불가능한 이런 일이 가능한 것은 제대로 된 자연치유 노력의 위대함이자, 덩어리진 암도 녹여버릴 우리 몸의 완벽함과 우리 몸의 빠른 복원력과 회복력이 발현되었기 때문일 것입니다.

10년 전만 해도 자연치유란 말은 거의 금기어와 같았습니다. 병원 치료 받을 기회를 빼앗는, 비상식적이고 이상한 약초 파는 사람들이 주장하는 그런 정도의 용어로 인식되고 있었으니까요. 그 때문에 일반 암 카페에서는 자연치유의 '자'자만 꺼내도 맹공격을 당하다가 쥐도 새도 모르게 강퇴당하기 일쑤였습니다.

물론 이유는 있습니다. 현대 의학 안 하고 산속에서 알지도 못하는 약초 등을 캐 먹고 나아보자는 민간요법이 자연치유란 이름으로 통용되었기 때문입니다. 그래서 저는 이런 민간요법과 구분하기 위해 자연치유 앞에 '제대로 된'이라는 수식어를 붙여 제대로 된 자연치유라고 표현합니다.

그런 환경이었기에 제가 암을 진단받고 자연치유하던 때를 돌아보면 참으로 힘겨웠습니다.

제대로 된 자연치유를 알려주는 사람도 없었고, 이를 추구하는 카페나 모임도 없었습니다. 자연치유란 이름이 붙은 카페에 들어가보면 약초 캐 먹고 낫자는 그런 수준이었습니다. 가족조차에게도 동의받지 못하는 자연치유를 저 홀로 공부하고 추구하면서 지름길이 아닌 치유라는 고지를 굽이굽이 돌아가야 하니 너무 힘들고 외로웠습니다. 자연치유에도 컨베이어 벨트가 필요하다고 느끼는 이유입니다.

제가 암 치유자와 제대로 된 자연치유에 대해 공부하고 이해하면서 암을 비롯한 세포 변질이 원인인 현대병은 우리 몸의 치유 조건 충족 노력을 통해 우리 몸의 완벽함을 구현하는 노력이자 현대병의 본질적 해결책인 세포가 살기 좋은 조건 조성 노력임을 알았기에 암 환자 누구라도 제대로 된 자연치유 노력은 반드시 필요하고, 또 해야 한다고 생각합니다.

하지만 저는 특정 개별 환우분들에게 자연치유를 강요하거나 설득할 생각은 조금도 없습니다. 경험치상 그리고 자연치유는 환우 자신의 가치관, 지식, 의지, 환경, 실천력 등에 달렸기에 강요하거나 설득한다고 해서 가능한 일이 아니라는 걸 너무나 잘 알기 때문입니다.

다만 자연치유를 선택하고 자연치유를 하려 하지만 제가 암을 진단받았을 때 느꼈던, 그 누구에게도 동의받지 못하고, 어디서부터 어떻게 무엇을 해야 할지 몰라서 못 하는 당혹스러운 상황은 없게 하겠다는 게 저의 생각입니다. 자연치유를 원할 때 얼마든지 묻고 배우고 실천하고 공감하고 당겨주고 밀어주는 그런 환경을 만드는 게 저의 모든 활동의 목표입니다.

왜냐하면 제대로 된 자연치유 노력은 암을 비롯한 모든 현대병의 유일한 근본적 치유책이기 때문입니다. 그 이유를 아는 것이 제대로 된 자연치유를 이해하는 것이고, 치유 청사진 수립과 치유와 치병의 핵심이 될 것입니다.

그래서 암 진단 6개월 후부터 어떤 계기로 치유 관련 글을 쓰게 되었고, 암 진단 2년 후 자연치유에 대한 강의를 시작하고 주마니아 자연치유 카페를 열면서 생각했습니다. 자연치유에도 컨베이어 벨트가 필요하다는 것을요. 자연치유라는 작품을 만들기 위해 망망대해에서 부속품 하나하나 힘겹게 찾아 조립하는 것이 아닌, 이미 만들어진 컨베이어 벨트 위에서 세팅된 상태로 환자의 선택만 있다면 바로 자연치유에 몰입할 수 있는 그런 자연치유 컨베이어 벨트 말입니다. 아직 완벽하지는 않지만 저의 강의, 주마니아 자연치유 카페, 치유 모임 등이 제가 조성한 자연치유 컨베이어 벨트입니다.

환우분들에게는 치유 청사진 수립을 돕고자 합니다. 제대로 된 자연치유는 암에 좋다는 몇 가지 방법론을 조합하여 암을 극복하려는 민간요법이 아닐뿐더러 그런 개념 아래서의 노력도 아닙니다. 제대로 된 자연치유 노력은 환우를 둘러싼 정서적·정신적·관계적·관념적·식이적·환경적·운동적인 다양한 조건과 생활 패턴

등 건강성 회복에 관련된 모든 것을 치유 적합적 방향으로 개선함으로써 우리 몸의 치유 조건을 달성해 이전의 완전한 건강성 회복을 추구하는 과정입니다. 그리고 이 과정에서 자연스레 암을 비롯한 세포 변질이 원인인 현대병은 극복되는 것입니다. 이 모든 것을 담은 개념이 치유 청사진이고, 그렇기에 자연치유를 이해하기 위한 최소한의 교육과 공부는 필수입니다. 자연치유에 대한 관심을 넘어 치유 청사진 수립을 돕고자 하는 저의 노력입니다.

10년 전 시한부 말기 암 진단을 받고 이를 극복하기 위해 쏟았던 저의 노력, 그 과정에서 얻은 경험, 지식들이 모두 반영된 저의 이러한 노력들이 환우분들에게는 치유 청사진 수립을, 치유 청사진이 수립된 환우분들에게는 치유 플랫폼 제공을, 암을 극복하고 치유된 분들에게는 그리고 건강을 유지하고 싶은 분들에게는 치유 생태계 조성을, 이러한 것들이 한데 모여 많은 환우분들에게는 가장 빠르게 치유를 가져오는 자연치유 컨베이어 벨트가 되었으면 하는 바람입니다.

모쪼록 암 환우분들이 암을 진단받고 지금처럼 개별적으로 '각자도생'의 길을 찾는 것이 아니라 자연치유 컨베이어 시스템 구축을 통해 '모두 도생'의 길을 가면 좋겠습니다.

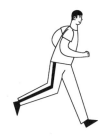

말기 암 진단 10년, 건강하게 잘 살고 있습니다

초판 1쇄 발행 | 2022년 11월 7일
초판 4쇄 발행 | 2024년 5월 21일

지은이 | 주마니아
발행인 | 김태진, 승영란
편집주간 | 김태정
마케팅 | 함송이
경영지원 | 이보혜
디자인 | 여상우
출력 | 블루엔
인쇄 | 다라니인쇄
제본 | 경문제책사
펴낸 곳 | 에디터
주소 | 서울특별시 마포구 만리재로 80 예담빌딩 6층
전화 | 02-753-2700, 2778 팩스 | 02-753-2779
출판등록 | 1991년 6월 18일 제313-1991-74호

값 18,000원
ISBN 978-89-6744-249-1 13510